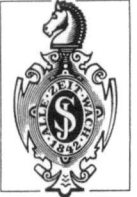

Wolfgang Draf

Endoskopie der Nasennebenhöhlen

Technik · Typische Befunde
Therapeutische Möglichkeiten

Mit einem Geleitwort von Walter Kley, Würzburg

Mit 13 Farbtafeln
und 20 Textabbildungen

Springer-Verlag
Berlin Heidelberg GmbH 1978

Professor Dr. med. WOLFGANG DRAF
Klinikum der Johannes Gutenberg-Universität
Hals-, Nasen- und Ohrenklinik
Langenbeckstraße 1
6500 Mainz

ISBN 978-3-662-07022-2   ISBN 978-3-662-07021-5 (eBook)
DOI 10.1007/978-3-662-07021-5

Library of Congress Cataloging in Publication Data. Draf, Wolfgang, 1940– Die Endoskopie der Nasennebenhöhlen. Bibliography: p. 1. Nose, Paranasal sinuses of—Examination. 2. Nasoscopy. 3. Nose, Paranasal sinuses of—Diseases. I. Title. RF345.D73 616.2′12 78-2930

Das Werk ist urheberrechtlich geschützt. Die dadurch begründeten Rechte, insbesondere die der Übersetzung, des Nachdruckes, der Entnahme von Abbildungen, der Funksendung, der Wiedergabe auf photomechanischem oder ähnlichem Wege und der Speicherung in Datenverarbeitungsanlagen bleiben, auch bei nur auszugsweiser Verwertung, vorbehalten.

Bei der Vervielfältigung für gewerbliche Zwecke ist gemäß § 54 UrhG eine Vergütung an den Verlag zu zahlen, deren Höhe mit dem Verlag zu vereinbaren ist.

© by Springer-Verlag Berlin Heidelberg 1978
Ursprünglich erschienen bei Springer-Verlag Berlin Heidelberg New York 1978
Softcover reprint of the hardcover 1st edition 1978

Die Wiedergabe von Gebrauchsnamen, Handelsnamen, Warenbezeichnungen usw. in diesem Werk berechtigt auch ohne besondere Kennzeichnung nicht zu der Annahme, daß solche Namen im Sinne der Warenzeichen- und Markenschutz-Gesetzgebung als frei zu betrachten wären und daher von jedermann benutzt werden dürften.

Reproduktion der Abbildungen: Gustav Dreher GmbH, Stuttgart

Geleitwort

Sowohl bei der konservativen als auch bei der operativen Therapie von Nasennebenhöhlenerkrankungen erlebt man als Arzt immer wieder Enttäuschungen insofern, als sich die Beschwerden des Patienten nicht oder nur wenig bessern, ja, daß sie sich — und dies ist besonders nach operativen Eingriffen gar nicht so selten — sogar verschlimmern. Diese Unsicherheit in der Prognose hängt nicht zuletzt mit den beschränkten diagnostischen Möglichkeiten zusammen, die eine sichere Beurteilung der Nasennebenhöhlenerkrankung, insbesondere des Schleimhautzustandes, der Abflußverhältnisse und der Menge und Konsistenz des pathologischen Sekretes bisher nur in begrenztem Umfang zuließen.

Seit Beginn dieses Jahrhunderts wurde durch verschiedene Autoren versucht, mit Hilfe optischer Systeme Einblick in die Kieferhöhle und damit größere Sicherheit in der Beurteilung des Krankheitsprozesses zu gewinnen. Aber erst in den letzten Jahren gewinnt die Endoskopie der Nasennebenhöhlen mit der Entwicklung verbesserter Optiken und mit besserer Ausleuchtung immer mehr Anhänger und findet nach und nach die ihr gebührende Verbreitung.

An dieser Entwicklung ist der Autor dieser Monographie in einem hohen Maße beteiligt, indem er sich seit Jahren intensiv und systematisch zunächst mit der Sinuskopie befaßte und die erhobenen Befunde photographisch dokumentierte. Unmittelbar habe ich miterlebt, wie Herr Professor Dr. DRAF an der stark frequentierten Universitäts-Hals-Nasen-Ohren-Klinik Mainz ein reichhaltiges Bildmaterial von typischen Normalbefunden, von Normvarianten und von pathologischen Zuständen sammeln konnte. Erstaunt waren wir immer wieder über die häufige Diskrepanz zwischen Röntgenbefund einerseits und endoskopischem Befund andererseits, eine Diskrepanz, die sicher in vielen Fällen eine Erklärung für die unbefriedigenden Ergebnisse der Therapie abgeben kann.

Konsequent und logisch hat der Autor dann die Sinuskopie auf die Stirn- und Keilbeinhöhlen zu einer „Endoskopie der Nasennebenhöhlen" ausgedehnt und damit die diagnostischen und therapeutischen Möglichkeiten erheblich erweitert.

Mit der vorliegenden Monographie greift Herr Professor Dr. DRAF die Anregung von Fachkollegen auf, seine reichhaltigen Erfahrungen weiterzugeben.

Aufgrund der klaren und flüssigen Darstellung, der übersichtlichen Gliederung, der bestechenden Didaktik sowie der hervorragenden Qualität gut ausgewählter Abbildungen wird es dem interessierten Arzt nicht schwerfallen, diese immer größere Bedeutung gewinnende Methode in sein diagnostisches und auch therapeutisches Repertoire aufzunehmen, zum Vorteil für den Patienten. Darüber hinaus wird der in Weiterbildung befindliche Arzt, ebenso wie der Student der Medizin, von dieser Monographie profitieren, denn die im Text niedergelegten Erfahrungen werden ebenso wie die instruktiven Abbildungen zum besseren Verständnis der Nasennebenhöhlenerkrankungen beitragen.

Eine jahrelange gute und harmonische Zusammenarbeit an der Mainzer Universitäts-Hals-Nasen-Ohren-Klinik trägt auch mit dieser Monographie ihre Früchte.

Prof. Dr. W. KLEY

Vorwort

Die Aufforderung und zahlreiche Anregungen zu dieser Monographie erhielten wir in dankenswerter Weise von den Kollegen, die an Kursen über die Endoskopie der Nasennebenhöhlen an der Mainzer Universitäts-Hals-Nasen-Ohrenklinik teilgenommen haben. Durch die Darstellung der Technik, der typischen Befunde und der therapeutischen Möglichkeiten soll zum Wohle der Patienten die Voraussetzung für eine weitere Verbreitung der Endoskopie der Nasennebenhöhlen geschaffen werden. Nicht nur Oto-Rhino-Laryngologen, sondern auch Kieferchirurgen, Neurochirurgen und Ophthalmologen sind wegen der engen Beziehung ihres Fachs zu den Nasennebenhöhlen an dieser endoskopischen Diagnostik interessiert. Für Internisten, Dermatologen, Neurologen und andere Fachdisziplinen ist es wichtig, daß durch die wenig aufwendige Endoskopie ein Nasennebenhöhlenfokus eindeutig zu sichern oder auszuschließen, gegebenenfalls auch zu beseitigen ist. Eine Nebenhöhlenradikaloperation kann so in vielen Fällen umgangen werden.

Unsere Bemühungen gingen dahin, kurzgefaßt die theoretischen Grundlagen darzustellen und dem noch nicht Geübten eine brauchbare praktische Anleitung bei der Einarbeitung in dieses Gebiet an die Hand zu geben. Diesem Zweck dient insbesondere der reichhaltige Bildteil.

Meinem verehrten Lehrer, Herr Prof. Dr. med. W. KLEY, danke ich sehr, daß er mir diese Arbeit nicht nur ermöglicht, sondern sie jederzeit unterstützt und auch das Geleitwort übernommen hat. Eine unermüdliche Hilfe bei der photographischen Arbeit war uns Frau BLECHER. Das Titelbild und die informativen Strichzeichnungen verdanken wir Herrn GATTUNG. Das Schreiben des Manuskriptes hat in dankenswerter Weise Frau NAGLER übernommen. Die Korrekturen der Druckfahnen und das Stichwortverzeichnis oblagen Frau cand. med. NIEDER-PARTENHEIMER.

Besonderer Dank gebührt Frau DEIGMÖLLER und Herrn MÜNSTER sowie Herrn KIRCHNER vom Springer-Verlag für die Beratung bei der Drucklegung und die großzügige Ausstattung dieses Buches.

Mainz, Frühjahr 1978   W. DRAF

Inhaltsverzeichnis

Einleitung 1

I. Technik der Nasennebenhöhlenendoskopie 4

   A. Entwicklung der Nasennebenhöhlenendoskopie . . 4

   B. Indikationen 10

   C. Apparative Ausstattung 10
      1. Lichtquelle und optische Geräte 10
      2. Einrichtung zur photographischen Dokumentation 13
      3. Operationsinstrumentarium 13

   D. Operative Technik 15
      1. Kieferhöhlenendoskopie 15
        a) Operatives Vorgehen über die Fossa canina . 18
        b) Vorgehen über den unteren Nasengang . . . 19
      2. Stirnhöhlenendoskopie 23
      3. Keilbeinhöhlenendoskopie 24

   E. Technik und Probleme der photographischen Dokumentation 25

II. Endoskopische Anatomie und Pathologie der Nasennebenhöhlen 27

   A. Kieferhöhle 27
      1. Anatomie 27
      2. Ätiologie und Pathogenese chronisch entzündlicher Erkrankungen der Kieferhöhle 29
      3. Die Variabilität der Kieferhöhlenostien 32
      4. Das endoskopische Bild der Sinusitis maxillaris 34
      5. Sog. „solitäre Zystenbildung" 35
      6. Dentogene Kieferhöhlenerkrankungen 37
      7. Kieferhöhlentumoren 37
      8. Operierte Kieferhöhle 38
      9. Zustand nach Fraktur der Kieferhöhle 38

B. Stirnhöhle	39
1. Anatomie	39
2. Ätiologie und Pathogenese entzündlicher Erkrankungen der Stirnhöhle	40
3. Endoskopische Anatomie und Pathologie	41
C. Keilbeinhöhle	41
1. Anatomie	41
2. Das endoskopische Bild	42
III. Therapeutische Möglichkeiten der Nasennebenhöhlenendoskopie	43
A. Bisher angewandte Behandlungsmethoden der subakuten bis chronischen Nasennebenhöhlenentzündung	44
1. Kieferhöhle	44
2. Stirnhöhle	48
B. Technik und Erfahrungen mit der endoskopischen Therapie von entzündlichen Veränderungen in Kiefer- und Stirnhöhle	49
1. Die endoskopische Behandlung der eitrigen Sinusitis	50
a) Kieferhöhle	50
b) Stirnhöhle	51
2. Therapie der eitrigen und polypösen Sinusitis maxillaris im Kindesalter	52
3. Therapie des „Mukosinus"	53
a) Kieferhöhle	53
b) Stirnhöhle	54
4. Abtragung „solitärer Zysten"	54
a) Kieferhöhle	54
b) Stirnhöhle	55
5. Endoskopische Entfernung von Zahnwurzelresten und Wurzelfüllungen	56
C. Nebenerscheinungen und Komplikationen der Nasennebenhöhlenendoskopie	57
IV. Schlußbetrachtung	59
Literatur	61
Bildtafeln I—XIII	70
Autorenverzeichnis	97
Sachverzeichnis	99

Einleitung

Der Einsatz neuer technischer Hilfsmittel, insbesondere des *Mikroskops,* führte die Hals-Nasen-Ohrenheilkunde in den letzten 25 Jahren auf den Teilgebieten der Ohr-, Larynx-, Parotis- und Fazialischirurgie zu entscheidenden Fortschritten. Nur so war es möglich, chirurgische Sanierung und gleichzeitige Funktionserhaltung bzw. Funktionsverbesserung in hohem Maße auszubauen. In der Chirurgie der Nasennebenhölen wurde das Mikroskop ein wertvolles Hilfsmittel für die *transsphenoidale Hypophysenoperation.* Auch bei der Auffindung und Versorgung von kleinsten *Duralücken* bei Schädelbasisbrüchen an der Grenze zu den pneumatischen Räumen des Schädels konnte so mehr Sicherheit gewonnen werden.

In der *Behandlung der entzündlichen Nasennebenhöhlenerkrankungen* waren durch die bedeutende *Fortentwicklung der medikamentösen Therapie* (Antibiotika, Kortikosteroide, Antihistaminika) sicher wesentliche Fortschritte zu erzielen.

Die für Diagnostik und Therapie seit kurzer Zeit zur Verfügung stehenden technischen Möglichkeiten — insbesondere modernste Optiken — werden jedoch in diesem Bereich noch nicht ausreichend genützt. Durch teilweise ungezielten Einsatz entsprechen die Ergebnisse der medikamentösen lokalen und allgemeinen Therapie nicht denen, die man auf anderen Gebieten der Medizin kennt. Auch die Technik des chirurgischen Vorgehens ist im wesentlichen seit Anfang dieses Jahrhunderts unverändert.

So erfolgreich die verschiedenen, *klassischen Operationsmethoden* im Nasennebenhöhlenbereich sind, wenn eine eindeutige Indikation besteht, so wenig nützlich können sie sich für den Patienten auswirken, wenn sie aufgrund eines zweifelhaften röntgenologischen oder klinischen Befundes durchgeführt werden mußten. Nicht selten ist das Beschwerdebild des Patienten nicht nur nicht gebessert, sondern operationsbedingt eher verschlechtert.

Der mehrfach nebenhöhlenoperierte Patient, manchmal ein sogenannter „Nebenhöhlenkrüppel", war Anlaß, an der Verbesserung der Diagnostik und Therapie der Nasennebenhöhlenerkrankungen weiterzuarbeiten.

Tabelle 1. Gegenüberstellung Röntgenbefund – Kieferhöhlenendoskopischer Befund

Gruppe	Aussage	n
I	Volle Übereinstimmung	126 (42%)
II	Mäßige Übereinstimmung	109 (36%)
III	Keine Übereinstimmung	66 (22%)
	Gesamt	301 (100%)

Seit über sieben Jahren beschäftigen wir uns mit der Endoskopie der Kieferhöhle und haben darauf aufbauend unter Hinzunahme der Endoskopie der Stirnhöhle (wohl gleichzeitig mit BOENNINGHAUS, 1974) und der Keilbeinhöhle das Konzept der *Endoskopie der Nasennebenhöhlen* entwickelt. Bisher überblicken wir insgesamt über 1000 Fälle.

Um die *diagnostische Bedeutung der Nasennebenhöhlenendoskopie* zu belegen, wurde bei einem nicht ausgewählten Kollektiv von 301 Kiefernhöhlenendoskopien der Röntgenbefund mit dem endoskopischen Bild verglichen (Tab. 1). Die Tatsache, daß nur in 42% eine volle Übereinstimmung, in 36% eine nur mäßige Kongruenz der Befunde, vor allem hinsichtlich des Schweregrades der pathologisch-anatomischen Veränderungen, und in 22% keine Übereinstimmung zwischen röntgenologischer und endoskopischer Diagnose nachzuweisen war, unterstreicht die diagnostische Bedeutung der Kieferhöhlenendoskopie (Abb. 1). Für Stirn- und Keilbeinhöhle liegt die Situation ähnlich. Das heißt, daß der *endoskopische Befund in seiner Aussagekraft dem Röntgenbild eindeutig überlegen* ist. Der Nachweis von Sekret in 24% von 113

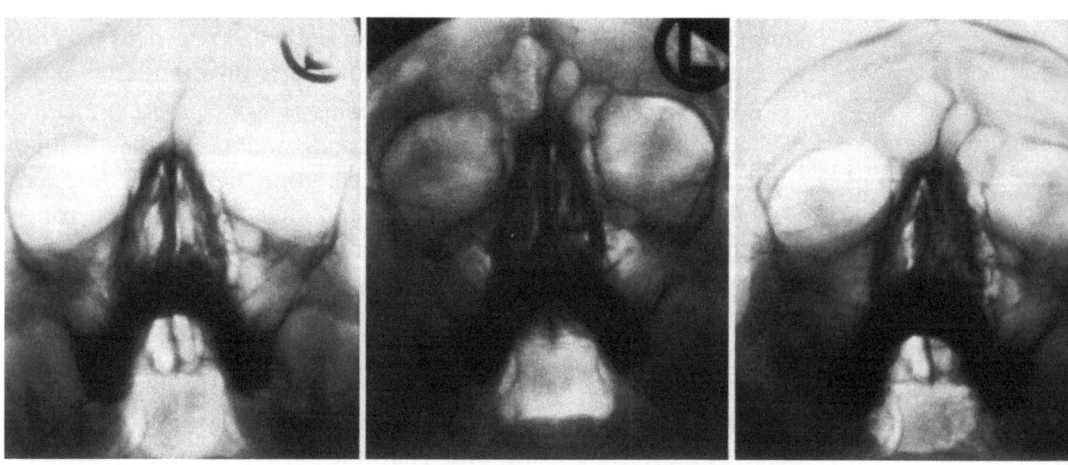

Abb. 1. Wechselnder Röntgenbefund bei endoskopisch normaler Kieferhöhle

röntgenologisch normalen Kieferhöhlen (WATT-BOOLSEN u. KARLE, 1977) unterstreicht diese Feststellung. Die bis jetzt nur zur *Diagnostik* eingesetzte Nebenhöhlenendoskopie hat unseres Erachtens, vor allem was die Kieferhöhle anbetrifft, auch die *therapeutischen* Möglichkeiten erweitert.

Die gleichzeitige, *photographische Dokumentation der endoskopischen Befunde* verbessert den Einblick in die Physiologie und Pathologie der Nasennebenhöhlen, erleichtert die Einarbeitung und schließt eine Informationslücke im studentischen Unterricht.

I. Technik der Nasennebenhöhlenendoskopie

A. Entwicklung der Nasennebenhöhlenendoskopie

Die ersten Versuche der direkten Beobachtung der Kieferhöhle mit Hilfe eines optischen Instrumentes durch HIRSCHMANN gehen bis auf das Jahr 1901 zurück. Die Entwicklung eines Zystoskops (NITZE, 1879) regte HIRSCHMANN dazu an, dieses Gerät umzubauen und für „die Endoskopie der Nase und deren Nebenhöhlen" zu benützen. 1903 veröffentlichte HIRSCHMANN zu diesem Thema seine grundlegende Arbeit. „Wegen der verborgenen Lage des natürlichen, nasalen *Ostiums* der Oberkieferhöhle konnten für die Einführung eines derartigen Instrumentes nur diejenigen Öffnungen zur Verwendung gelangen, welche wir vom Alveolus eines zuvor extrahierten Eckenzahnes oder von einer Zahnlücke aus wegen bestehenden Verdachtes einer Oberkieferhöhlenerkrankung anlegen. Eine Vergrößerung dieses Eingriffs durfte damit keinesfalls verbunden sein, weil diese Art der Untersuchung lediglich diagnostischen Zwecken dienen sollte."

Der Durchmesser seines Instrumentes betrug 5 mm. HIRSCHMANN gelang es damit, anschauliche Bilder der verschiedensten Ausprägung der *chronischen Kieferhöhlenentzündung* zu zeichnen. Er benützte sein Gerät schon damals auch zur Untersuchung der Nasengänge, des Nasenrachens und des Ohres. Als Lichtquelle diente HIRSCHMANN ein proximal in sein Instrument eingebautes Glühbirnchen, dessen Licht durch ein distales Prisma um 90° abgelenkt, aber auch um 180° umgekehrt wurde.

Etwa gleichzeitig mit HIRSCHMANN hat REICHERT ein ähnliches Instrument konstruieren lassen und 1902 drei Beobachtungen an Patienten mit *Alveolarkammfisteln* mitgeteilt. REICHERT hat unter Leitung seines Instruments an diesen Fällen auch kleine therapeutische Manipulationen (Ätzung von Granulationen, Eindrücken einer Zyste, Spülungen) vorgenommen. Er nannte sein 7 mm dickes Gerät *Antroskop*. HIRSCHMANN lehnte solche, seiner Ansicht nach insuffizienten Eingriffe ab, und empfahl die Endoskopie nur zu diagnostischen Zwecken, insbesondere für die Frühdiagnose maligner Neubildungen. Schon er hatte mit zwei Schwierigkeiten zu kämpfen: mit dem Verschmutzen und Beschlagen des optischen Systems.

VALENTIN inaugurierte 1903 die endoskopische Untersuchung des Nasenrachens, er nannte sie *Salpingoskopie*, indem er das gleiche Instrument wie HIRSCHMANN benützte. Er teilte genaue Beobachtungen über die Funktion der *Tubenbelüftung* mit. SARGON (1908, zit. nach IMHOFER) war vermutlich der erste, der als *Zugangsweg* für endoskopische Untersuchungen der Kieferhöhle die *faziale* Wand der Kieferhöhle angegeben hat. Er extrahierte über ein kleines Rohr einen *Fremdkörper* endoskopisch aus der Kieferhöhle. IMHOFER gelang es 1910 in ähnlicher Weise, aber über eine Alveolaröffnung, einen in die Kieferhöhle geschlüpften Wattetampon zu entfernen. IMHOFER ließ dazu einen Zaufalschen Trichter zur Salpingoskopie entsprechend umarbeiten. Als Beleuchtungsquelle diente ihm ein Trautmannscher elektrischer Ohrenspiegel.

Nur kurze Zeit nachdem DENNIS u. MULLIN (1922) empfahlen, in allen Zweifelsfällen einer Kieferhöhlenerkrankung die Probeöffnung der Kieferhöhle im Sinne von Caldwell-Luc vorzunehmen, entwickelte SPIELBERG (1922a, b) in Amerika ein „Antroskop" und belegte durch mehrere Arbeiten den diagnostischen Wert dieser Untersuchung. Sein Zugangsweg war der untere Nasengang.

MALTZ (1925) in New York ließ sich wenig später von der Fa. Wolf in Berlin ein optisch verbessertes Gerät bauen und benützte als Zugangsweg die *Fossa canina* oder den *unteren Nasengang*. Soweit ersichtlich, wurde die Untersuchung von ihm erstmals als *Sinuskopie* bezeichnet.

In Frankreich und Spanien wurden von PORTMANN sen. (1926) bzw. BOTEY (1926) zur „Sinusopharyngoskopie" bzw. „Endorhinoskopie" optische Geräte angegeben und auch die Möglichkeit der *Keilbeinhöhleninspektion* erwähnt.

WATSON-WILLIAMS führte am 3. 5. 1929 sein Instrumentarium in der Royal Society of Medicine in London vor.

ZARNIKO (1940) hatte von dieser Art der Endoskopie „mehr den Eindruck einer interessanten Spielerei als einer notwendigen Untersuchungsmethode". Er monierte vor allem die fragwürdige Sterilisierbarkeit des Instrumentes, die Verzerrung der Bilder und eine Verfälschung der Helligkeitsnuancen.

SLOBODNIK entdeckte in Deutschland 1930 die Kieferhöhlenendoskopie „neu" (die früheren Arbeiten waren ihm nicht bekannt) und ließ ein Endoskop mit *Trokar* und korrigierenden Farbfilterplatten konstruieren. Er ging über den unteren Nasengang vor und betonte die diagnostischen Vorzüge sowie die Möglichkeiten der Verlaufskontrolle bei *endonasalen Kieferhöhlenoperationen*. Er schränkte bereits ausdrücklich die Aussagekraft des Röntgenbildes ein und nannte die Untersuchung in Anlehnung an die alte anatomische Bezeichnung der Kieferhöhle-Antrum Highmori-„*Highmoroskopie*".

LÜDECKE erkannte 1932, daß der Wert der *Antroskopie* entscheidend von der optischen Leistungsfähigkeit des Instrumentes abhängt, die nach seinen Angaben weiter verbessert wurde. Er demonstrierte eine Anzahl gezeichneter endoskopischer Farbbilder zur Einführung für den weniger Geübten. Auch er bevorzugte den Zugangsweg über den unteren Nasengang.

Die letztlich doch nicht ausreichende optische Qualität und Fortschritte der *Röntgendiagnostik* ließen auch diesen Versuch einer weiteren Verbreitung der Methode scheitern. In Skandinavien propagierte 1946 CHRISTENSEN die *Endoskopie der Kieferhöhle*.

Bei der Durchsicht der Literatur der Folgezeit bis heute hat man den Eindruck eines wechselnden Interesses für die Kieferhöhlenendoskopie (DRAF, 1973).

Um 1952/53 erschienen in Rußland die ersten Entwicklungen in dieser Richtung (CHARSAK, ALEKSAŠIN). In Spanien benützte JIMENEZ-QUESEDA (1953) das *Salpingoskop* und damals schon eine *flexible Probeexzisionszange* zur Kieferhöhlendiagnostik.

1953 wurde durch BETHMAN von zahnärztlicher Seite zunächst ohne Kenntnis der früheren Versuche von Hals-Nasen-Ohrenärzten ein entsprechendes Instrumentarium angegeben. BETHMAN empfahl als stumpfe Zugangswege bei vorgegebenen Öffnungen den *Alveolarkamm* bzw. den unteren Nasengang. Bei uneröffneter Kieferhöhle wurde der untere Nasengang oder die Fossa canina als scharf zu überwindender Zugang gewählt.

HAHN (1955) benützte das *Antroskop* in der Kieferheilkunde zur Suche von Wurzelresten und entschied bei *Alveolarkammfisteln* aufgrund des antroskopischen Befundes, ob der *Fistelverschluß* mit oder ohne Radikaloperation vorgenommen wurde.

Erst nach etwa 20jähriger Pause erfolgte durch die Veröffentlichungen NEHLS (1955) sowie vor allem VON RICCABONAS (1955) eine technische Weiterentwicklung und Wiederentdeckung der *Kieferhöhlenendoskopie* für die Rhinologie.

VON RICCABONA benützte das Storz Instrumentarium mit einer *70°-Winkeloptik* von 3 mm Durchmesser und zweifacher Vergrößerung. Er berichtete über 100 kieferhöhlenendoskopierte Fälle, deren Befunde großenteils durch die nachfolgende *Kieferhöhlenradikaloperation* überprüft wurden. VON RICCABONA wies darauf hin, wie nützlich die Endoskopie der Kieferhöhle für die Erkennung eines oft nahezu symptomlosen *Kieferhöhlenfocus* sei. Er räumte ein, daß es mit dem Instrument schwierig war, ein scharfes Bild zu bekommen, „da verschiedene Distanzen nicht sicher eingestellt werden können". Gemeint ist wohl eine zu geringe *Tiefenschärfe*.

BAUER (1955) hob damals ebenfalls den großen diagnostischen Wert hervor, und veröffentlichte mit WODAK (1958) mehrere Arbeiten, im Rahmen derer eine größere Serie von endoskopisch-makroskopischen Befunden und endoskopisch-histologischen Befunden gegenübergestellt, *histologische Vergleichsuntersuchungen* zwischen Nase und Kieferhöhle beim selben Patienten vorgenommen wurden und die *Indikationsstellung zur Kieferhöhlenradikaloperation* unter kombinierter Verwendung des makroskopischen und mikroskopischen Befundes erfolgte.

Von den Autoren wurde ein wesentlicher Mangel dieser Untersuchungen zugegeben: *Probeexzisionen* waren *nur* von der *lateralen Kieferhöhlenwand möglich*.

Weitere Untersucher nahmen die Anregung BAUERS, VON RICCABONAS und WODAKS auf und äußerten sich sehr zufrieden über die diagnostische Aussage der Sinuskopie (ROSEMANN, 1961; TIMM, 1956). TIMM beschrieb das Bild der sogenannten *akuten trockenen Sinusitis* mit hochroter Schleimhautentzündung ohne Sekretansammlung, war aber nicht sicher, ob es sich nicht nur um ein zufällig erfaßtes Stadium einer gewöhnlichen akuten Kieferhöhlenentzündung handelte.

Etwa um diese Zeit (1958) veröffentlichte in Japan KAWAKUBO sein Instrumentarium und seine Beobachtungen bei der *chronischen Sinusitis*. Auch er ging mit dem „*Antroskop*" über den unteren Nasengang vor.

HALLY griff 1961 von kieferchirurgischer Seite diese Methode wieder auf und verband das Antroskop der *Fa. Wolf* mit einem Spülröhrchen. BRODHAGE (1960, 1961) gab zur Antroskopie die *Trokarpunktion der Kieferhöhle* mit Hilfe „*eines weitlumigen Kunststoffverweilkatheters zur Dauerspülbehandlung*" an.

Während bis dahin technische Verbesserungen des Endoskops in erster Linie durch Umarbeitung des optischen Systems und der im Instrument selbst angebrachten Glühbirne erfolgten, gelang mit der Entwicklung von Glasfaserbündeln als Lichtleiter ein entscheidender Fortschritt in der Beleuchtungsintensität dadurch, daß die Lichtquelle vom Endoskop getrennt und außerhalb des Körpers verlagert wurde. So konnte TIMM mit Hilfe der Anwendung von *Kaltlicht* und Robot-Kamera 1964 die *ersten endoskopischen Farbaufnahmen* aus der Kieferhöhle veröffentlichen. Die *Dokumentation* war wichtig, um bei noch immer unzulänglichen, vergrößernden Optiken die Einarbeitung in die Sinuskopie zu erleichtern.

Die *routinemäßige* Sinuskopie lehnte HÜTTEN (1970) ab. Er hielt die *Indikation* für gegeben: Bei klinisch symptomfreier Kieferhöhle mit positivem Röntgenbefund, bei röntgenologisch unauffälliger Kieferhöhle mit klinisch verdächtiger Symptomatik, bei voroperierter Kieferhöhle und zur Beurteilung und Behandlung von Kieferhöhlentumoren, insbesondere bei zytostatischer Therapie.

Trotzdem konnte sich die *Sinuskopie* damals aus den verschiedensten Gründen nicht durchsetzen (DRAF, 1973; HELLMICH u. HERBERHOLD, 1971):

1. Wegen der *geringen Tiefenschärfe* der bis dahin verwendeten Optiken.

2. Aufgrund *unzureichender Ausleuchtung*, wenn ein größeres Blickfeld beurteilt und photographiert werden sollte.

3. *Gezielte Probeexzisionen unter Sicht waren nicht möglich.*

Wegen dieser technischen Unzulänglichkeiten war es schwierig, die Methode zu erlernen. Es resultierte ein unverhältnismäßiger zeitlicher Aufwand wie er im routinemäßigen Klinikbetrieb nur begrenzt und in der Praxis schon gar nicht möglich ist.

Um 1969 begann MESSERKLINGER, in Weiterführung seiner Untersuchungen des Sekrettransportes der Nase und der Nebenhöhlenschleimhaut, durch die Anwendung der dünnen 30° und 70° Hopkins-Winkeloptiken (4 mm $\varnothing$) die von HIRSCHMANN erstmals versuchte *Nasenendoskopie* im Detail auszubauen und auch farbphotographisch zu dokumentieren. Mit Hilfe der Optik führt er kleinere Eingriffe im mittleren Nasengang durch (1972a, b).

Durch die Anwendung der *Hopkins-Optiken mit Luftlinsensystem* auch für die Sinuskopie konnten, wie 1971 von HELLMICH u. HERBERHOLD sowie von GRÜNBERG betont wurde, das Gesichtsfeld verdreifacht und die Helligkeit versechsfacht werden. So ist mit Hilfe einer 30° oder 70° *Winkeloptik* schnell ein übersichtlicher Eindruck über die ganze Kieferhöhle zu gewinnen.

Probeexzisionen unter Sicht wurden von HELLMICH u. HERBERHOLD durch *bimeatales Vorgehen* über die Fossa canina (meist mit der Optik) und über den unteren Nasengang (mit der *Probeexzisionszange*) gewonnen.

Die neuen technischen Möglichkeiten waren auch für ILLUM u. JEPPESEN (1972) Anlaß, die Sinuskopie in Skandinavien zu propagieren. BUITER (1973) in den Niederlanden und TERRIER (1973, 1975) in der Schweiz befassen sich ebenfalls mit der sinuskopischen Diagnostik und Dokumentation. In seiner Monographie "Endoscopy of the upper airways" (1976) benutzt BUITER als Zugang zur Kieferhöhle nahezu ausschließlich den unteren Nasengang.

Von kieferchirurgischer Seite wurde die Endoskopie der Kieferhöhle 1971 von SEELA u. PINKERT mit *Zystoskopen* verschiedenen Durchmessers wieder aufgegriffen und aufgrund von Vergleichsuntersuchungen betont, daß bei der *Radikaloperation* nach Möglichkeit nur erkrankte Schleimhaut entfernt und gesunde belassen werden sollte.

SCHMIDSEDER u. LAMBRECHT berichteten 1977 über Anwendungsmöglichkeiten und Indikationen der Sinuskopie aus zahnärztlicher und kieferchirurgischer Sicht. Ihre Einstellung zur Caldwell-Luc-Operation wurde dadurch zurückhaltend.

Da uns zur Erlangung gezielter *Probeexzisionen* im Normalfall das *bimeatale Vorgehen* nach HELLMICH u. HERBERHOLD zu aufwendig erschien, bedienen wir uns (DRAF, 1973) seit 1972 einer sogenannten *optischen Biopsiezange* (Fa. Storz), die ursprünglich für die *Kinderbronchoskopie* konstruiert worden war.

Seit wir neben der *Kieferhöhle* auch die *Stirn- und Keilbeinhöhle* auf diese Weise beurteilen, bevorzugen wir *an Stelle der Bezeichnung Antroskopie oder Sinuskopie*, je nachdem welche Nebenhöhle betroffen ist, logischer den Ausdruck *Kiefer-, Stirn- oder Keilbeinhöhlenendoskopie*, und sprechen als Überbegriff von der *Nasennebenhöhlenendoskopie*.

Tabelle 2. Indikationsschema zur Kieferhöhlenendoskopie

A. Unklarer Röntgenbefund	negatives Spülergebnis, Therapieresistenz bei Schleimhautschwellung Fokussuche Zustand nach Kieferhöhlenoperation Ausschluß eines Neoplasmas
B. Klinisch verdächtige Symptome bei negativem Röntgenbefund	rezidivierendes Nasenbluten unklare Schmerzzustände Primärtumorsuche
C. Klärung einer evtl. Beteiligung bei Erkrankungen der Umgebung	Nase Siebbein, Stirnhöhlen Nasenrachen Orbita Flügelgaumengrube Gaumen Zähne
D. Therapie und Verlaufsbeobachtung	chronisch-eitrige Sinusitis maxillaris solitäre Zystenbildung Maligne Tumoren (Verlaufsbeobachtung während und Kontrolle nach Therapie)

B. Indikationen

Nach unseren bisherigen Erfahrungen sind die *Kiefer- und Stirnhöhlenendoskopie* in *einer Vielzahl von Fällen indiziert*. Die Indikationen sind in Tab. 2 zusammengestellt; in den späteren Kapiteln werden Beispiele demonstriert.

Die *Endoskopie der Keilbeinhöhle* haben wir bis heute bei klinisch und röntgenologisch unklaren Zustandsbildern der Keilbeinhöhle selbst oder deren unmittelbarer Umgebung, vor allem bei *Tumorverdacht* oder bei Zustand nach *frontobasaler Verletzung* angewandt. Eine dabei durchgeführte *Probeexzision* kann wertvolle diagnostische Hinweise liefern, ist aber wegen der *Gefahr für den Visus* (DRAF, 1975) auf spezielle Fälle zu beschränken. Für die Praxis des niedergelassenen Hals-Nasen-Ohrenarztes möchten wir deshalb die Keilbeinhöhlenendoskopie noch nicht empfehlen.

C. Apparative Ausstattung

„Die Durchführbarkeit einer endoskopischen Untersuchungsmethode steht in enger Beziehung zum geeigneten *Instrumentarium*"; dieser Satz von BIRNMEYER (1972) gilt besonders für die Nasennebenhöhlenendoskopie. Technische Entwicklungen und Forderungen des Therapeuten sind eng verzahnt und ergeben zusammen den Fortschritt.

1. Lichtquelle und optische Geräte

Die endoskopischen Untersuchungen wurden wesentlich durch die Entwicklung von Glasfaserbündeln als *Lichtleiter* beeinflußt. Dadurch war es möglich, die Lichtquelle vom Endoskop zu trennen und außerhalb des Körpers zu verlagern. Diese Anordnung wird als *Kaltlicht* bezeichnet.

Wir haben für unsere Untersuchungen die *Kaltlichtfontäne* Standard (150 W) der Fa. Storz, Tuttlingen verwendet (Abb. 2a). Bei Ausfall einer Birne ist durch Umschalten sofort eine Ersatzbirne zur Verfügung. An diese auf verschiedene Helligkeitsgrade einzustellende Lichtquelle wurde als *flexibler* Lichtleiter ein *Fiberglaslichtkabel* (180 cm lang, ⌀ 4,5 mm) angeschlossen (Abb. 2b). Dieser Lichtleiter wird durch einen Schraubsockel mit den sog. *Hopkins-Optiken* verbunden (Abb. 2c). Diese neuartige Optik konnte die entscheidenden Nachteile der konventionellen Optiken

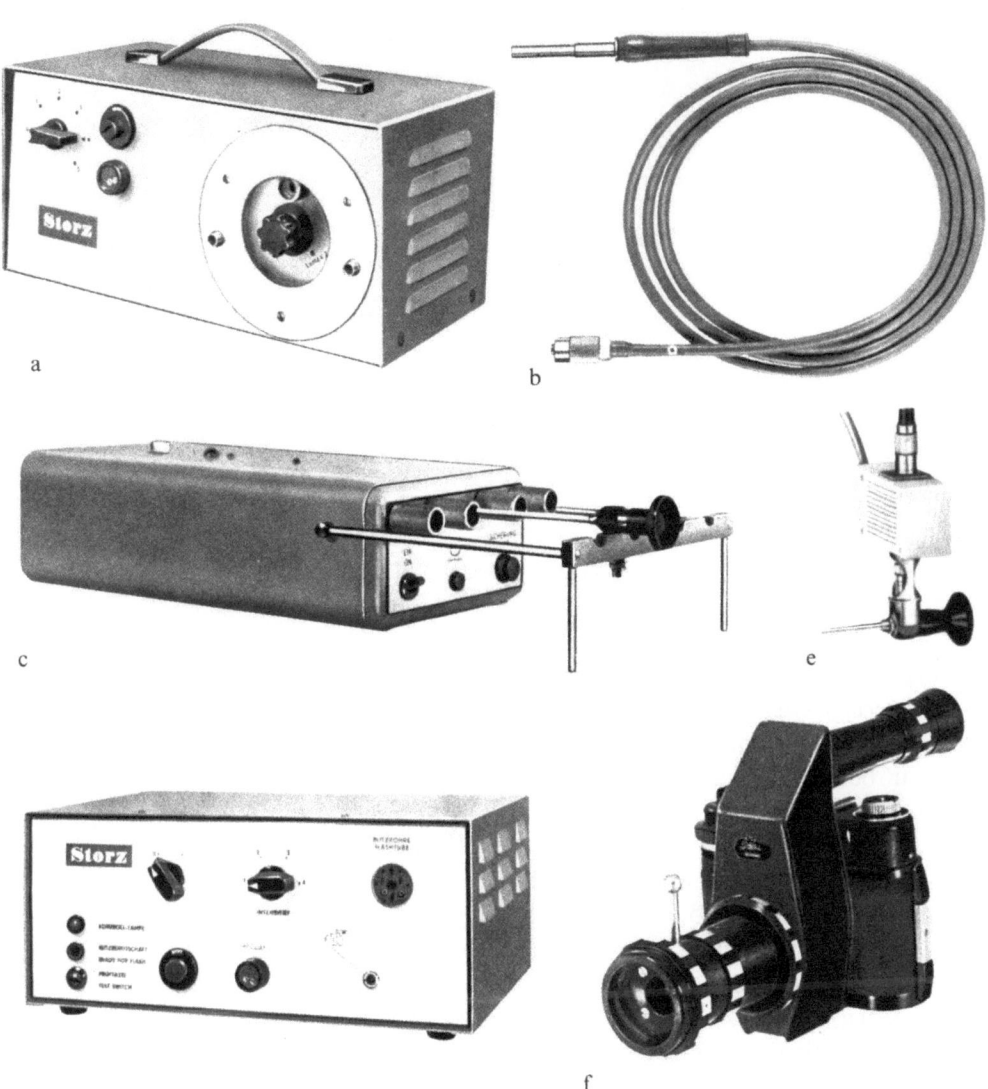

Abb. 2a—f. (a) Kaltlichtfontäne Standard; (b) Fiberglaslichtkabel; (c) Wärmekasten; (d) Blitzgenerator; (e) Elektronenblitz mit Hopkinsoptik; (f) Robotkamera mit Spezial Endo-Zoom Objektiv

beseitigen. Sie bringt bei sehr guter Objektausleuchtung in der Kieferhöhle eine nahezu unbegrenzte *Tiefenschärfe*. Das Prinzip besteht in stabförmig eingesetzten Glaslinsen mit dazwischen geschalteten Lufträumen, die als Linsen wirken. *Streustrahlen* werden so vermieden und das Bild erhält bei gutem *Bildkontrast* und hohem *Auflösungsvermögen* eine große Brillanz. Mit Hilfe dieser Optiken war es möglich, selbst bei Herstellung sehr dünner Instrumente, wie sie für die *Nebenhöhlenendoskopie* benötigt werden, sehr gute optische Eigenschaften beizubehalten und eine

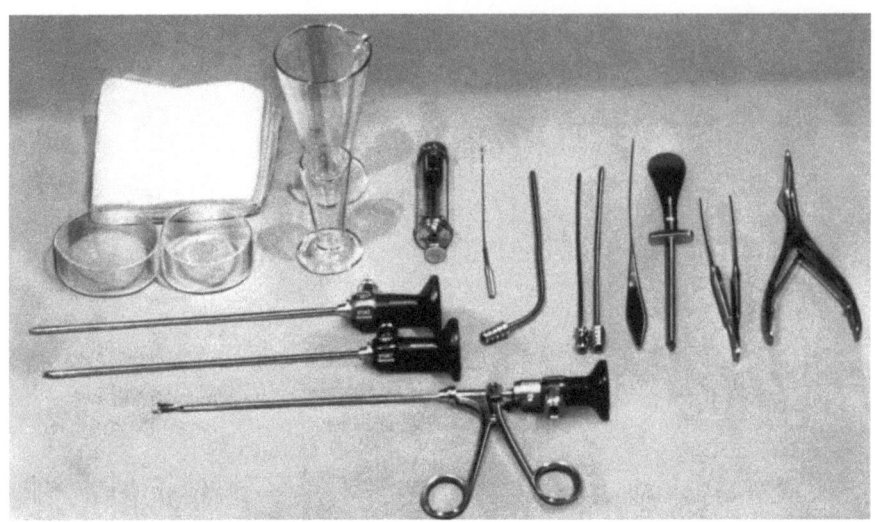

Abb. 3. Instrumentarium zur Nasennebenhöhlenendoskopie

naturgetreue Wiedergabe des Farbeindrucks zu erreichen. Da *Vergrößerungseffekte* wegfallen, bekommt man einen Eindruck von den natürlichen *Größenverhältnissen*.

Wir benutzen vier starre Optiken von jeweils 19 cm Länge (Abb. 3).

1. Routinemäßig eine 4 mm starke *Winkeloptik* mit einer Ablenkung des Zentralstrahls von 70°. Damit können bei einem Gesamtblickfeld von 35° bis 105° alle Buchten der Nasennebenhöhlen gut ausgeleuchtet und beobachtet werden.

2. Vorwiegend, wenn gleichzeitig die *Nasenendoskopie* (MESSERKLINGER, 1972a) durchgeführt wird, eine ebenfalls 4 mm starke 30° Winkeloptik, deren Öffnungswinkel allerdings etwas kleiner als bei der 70° Optik ist.

3. Zur *Probeexzision* unter Sicht wird in Kombination mit der *starren optischen Biopsiezange* eine Hopkins-Miniatur *0°-Geradeausoptik* von 2,7 mm Durchmesser benötigt.

4. Erst vor kurzem hat die Fa. Storz in Zusammenarbeit mit uns eine *flexible optische Biopsiezange* entwickelt, mit der wir eine 2,7 mm dünne 30°-Winkeloptik kombinieren müssen.

Speziell für die *Kieferhöhlenendoskopie* hat Storz diese Optiken auf 11 cm verkürzt. HERBERHOLD (1973) erprobte sie und stellte eine weitere Verbesserung der *Lichtintensität* sowie eine nochmalige Vergrößerung des *Gesichtsfeldes* fest.

Für den Routinebetrieb halten wir die Vorteile dieser 11 cm kurzen Optik jedoch für nicht so entscheidend, daß es sich lohnt, sie zusätzlich zu den 19 cm langen Optiken anzuschaffen.

Will man sich in der Praxis zunächst ohne zu große finanzielle Belastung in die Methodik einarbeiten, ist als Erstbeschaffung die 30°-Winkeloptik (4 mm ⌀) empfehlenswert, da mit ihr sowohl die *Nebenhöhlenendoskopie* wie auch *Nasenendoskopie* und die *transnasale Nasopharyngoskopie* durchführbar sind.

Diese Optiken sind widerstandsfähig und können in geeigneten Desinfektionslösungen z. B. Alhydex keimfrei gemacht oder mit Formalin gassterilisiert werden.

Um ein *Beschlagen der Optiken* bei der Untersuchung zu vermeiden, müssen sie vor dem Eingriff mit einem speziellen Gerät angewärmt werden (Abb. 2c). Das Antibeschlagmittel „Ultrastop" (Sigma Chemie, Österreich) hat sich ebenfalls bewährt.

2. Einrichtung zur photographischen Dokumentation

Die Verbesserungen der *Lichtquelle*, die Schaffung extrem lichtstarker Optiken und der zusätzliche Einsatz eines *Elektronenblitzgerätes* ermöglichen jetzt eine photographische Dokumentation von hoher Qualität (BUITER, 1973; DRAF, 1971a; GRÜNBERG, 1971a; HELLMICH u. HERBERHOLD, 1971; ILLUM u. JEPPESEN, 1972; MESSERKLINGER, 1972a, b; TERRIER, 1973).

Dazu benützen wir folgende Geräte (Abb. 2d–f):*

1. *Anschlußgerät für Elektronenblitzröhre* mit 4 Energiestufen und einer Blitzleistung von 500 W/sec (Abb. 2d).

2. Eine *Elektronenblitzröhre* mit einfacher Lichtentnahme und Pilotlichteinstrahlung, die *außerhalb* des Körpers an die Optik angeschlossen wird (Abb 2e).

3. Die *Robot-Kleinbildkamera* (Bildformat 24 × 24 mm, Abb 2f) mit automatischem Filmtransport und einem neuen Spezial-Endo-Zoom-Objektiv (Tafel I/2a–d).

4. Als Filmmaterial wird der Kodak High-Speed Ektachrome Tageslichtfilm mit einer Empfindlichkeit von 23/10 DIN benützt.

3. Operationsinstrumentarium

Zum eigentlichen Eingriff benötigen wir folgendes Instrumentarium (Abb. 3):

1. Ein vierkant geschliffener Trokar von 16,5 cm Gesamtlänge (einschließlich Griff) wird bei der Kieferhöhlen- und Stirnhöhlen-

---

* Fa. Storz, Tuttlingen: Neuerdings wird eine Photoeinheit angeboten, in der Kaltlicht, Blitz und Blitzgenerator zusammengefaßt sind. Dies erleichtert die Photographie wesentlich.

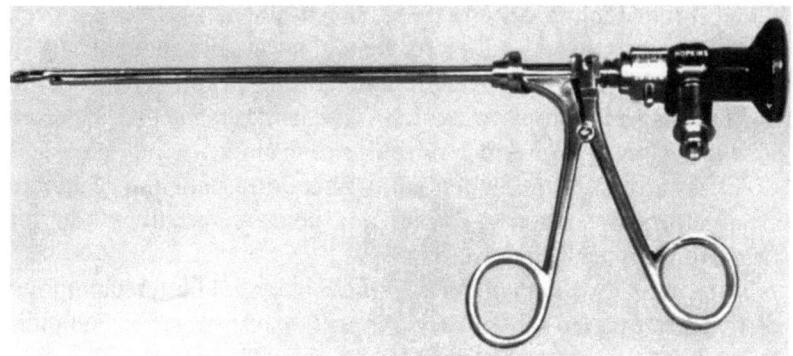

Abb. 4. Starre optische Biopsiezange mit Hopkins-Miniatur-0°-Geradeausoptik (2,7 mm ⌀)

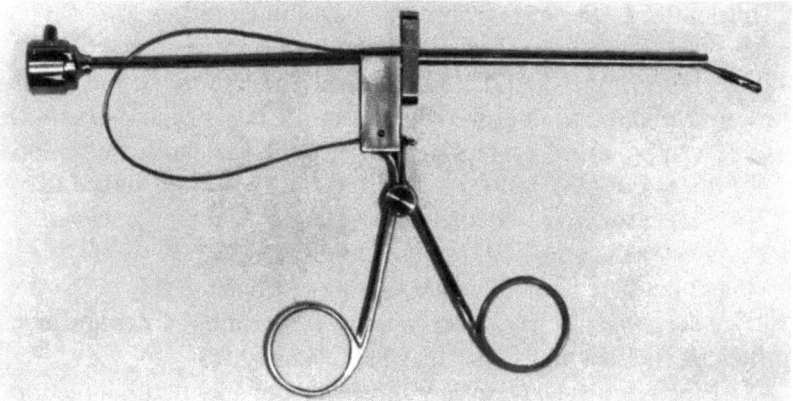

Abb. 5. Flexible optische Biopsiezange für Hopkins-Miniatur-30°-Winkeloptik (2,7 mm ⌀)

endoskopie in eine runde Trokarhülse von 5 mm Durchmesser mit einem distalen u-förmigen Ausschnitt eingeschoben. So können einerseits durch die Trokarhülse Weichteile von der Optik abgehalten werden, andererseits ist eine gute Durchblickmöglichkeit gegeben.

Für die *Keilbeinhöhlenendoskopie* haben wir uns von der Fa. Storz einen überlangen *Trokar* von 20 cm Gesamtlänge einschließlich Griff bei gleichem Durchmesser herstellen lassen.

2. Weiter werden verschieden dicke *Sauger*, einschließlich Rekord-Spritze zur Aspiration und Durchspülung benötigt.

3. Wattedriller.

4. Einen wesentlich neuen Bestandteil des Instrumentariums bilden die von uns zur Nasennebenhöhlenendoskopie eingeführten *optischen Biopsiezangen*.

Wir benutzen die *stabile, starre optische* **Biopsiezange,** wie sie von Huzly bzw. Wittmoser für die *Kinderbronchoskopie* bzw. *Pleurabiopsie* angegeben worden war (Abb. 4). Da jedoch mit dieser an sich sehr zweckmäßigen Zange, die mit der dünnen $0°$-*Geradeausoptik* kombiniert wird, nicht in allen Fällen jeder Winkel der betreffenden Nasennebenhöhlen zu erreichen ist, hat die Fa. Storz in Zusammenarbeit mit uns eine *flexible optische Biopsiezange* (Abb. 5) konstruiert, die eine zusätzliche Verbesserung der *Probeexzisionsmöglichkeiten* darstellt. Sie wird mit der Miniatur $30°$-*Winkeloptik* (2,7 mm $\varnothing$) kombiniert.

Diese optischen Biopsiezangen dürfen *nicht* wie die Optiken in Alhydexlösung keimfrei gemacht werden, da es dadurch zur Arrosion von Lötstellen kommt. Wir *sterilisieren* diese Zangen *ohne* Optiken mit Dampfsterilisation 134°. Selbstverständlich ist auch die Gassterilisation mit Formalin möglich und für die Instrumente besonders schonend.

D. Operative Technik

1. Kieferhöhlenendoskopie

In der Regel führen wir diesen Eingriff *ambulant am liegenden Patienten in Lokalanästhesie* durch. Bei Vorhandensein einer entsprechenden Kopfstütze ist es jedoch möglich, die Endoskopie der Kieferhöhle auch am sitzenden Patienten vorzunehmen.

Bei Kindern und auch bei Erwachsenen, bei denen z. B. im Rahmen einer *Primärtumorsuche bei Halslymphknotenmetastasen* unbekannten Ursprungs in der gleichen Sitzung noch weitere Endoskopien (z. B. *Tracheo-Bronchoskopie, Ösophagoskopie*) vorgenommen werden sollen, geschieht der Eingriff in *Allgemeinnarkose*.

Als *Zugangsweg* bevorzugen wir in Übereinstimmung mit verschiedenen anderen Autoren den schon 1908 von SARGNON benützten und in den 50iger Jahren von kieferchirurgischer Seite angewandten Weg über die *Fossa canina* im Bereich der *fazialen Kieferhöhlenwand* (Abb. 6a). Den Einwand TIMMS (1965), daß dabei größere Knochenstückchen in die Kieferhöhle verschleppt würden, als beim Vorgehen über den unteren Nasengang, können wir nicht teilen. Aufgrund von Operationsbefunden haben wir den Eindruck, daß das an der Schleimhaut hängende Knochendeckelchen in vielen Fällen nach dem Eingriff zurückfedert und so rasch zu einem bindegewebig-knöchernen Wiederverschluß führt. *Kno-*

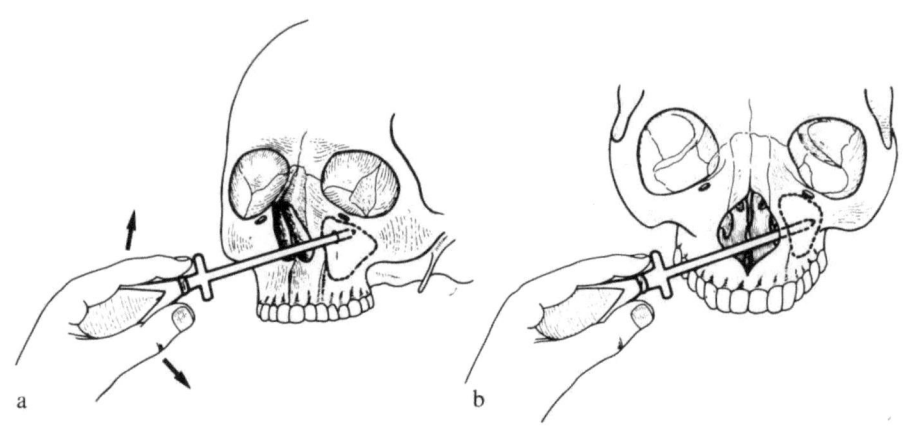

Abb. 6. (a) Zugang über die Fossa canina. (b) Zugang über den unteren Nasengang

chensequester, die in der Kieferhöhle zu pathologischen Veränderungen geführt hätten, haben wir bei zahlreichen endoskopischen Kontrolluntersuchungen nie beobachten können.

Die *Vorteile* des *Zugangs über die Fossa canina* sind unserer Meinung nach folgende:

1. Die Anästhesie gelingt schnell und zuverlässiger — der *Eingriff* ist für den Patienten *weniger belastend*.

2. Die funktionell wichtige *Nasen- und Nasenmuschelschleimhaut* wird *geschont*.

3. Die *Übersicht* über die ganze Kieferhöhle, insbesondere *auf* das für die Drainage bedeutsame *Ostium*, ist wesentlich *besser* als beim Vorgehen über den unteren Nasengang.

4. Der *Aktionsradius* bei therapeutischen Maßnahmen ist *größer*, da Optik und optische Biopsiezange gut um den einzigen Fixpunkt in der vorderen Kieferhöhlenwand gedreht werden können. Mechanische Hindernisse, wie *Nasenmuschel, Nasenscheidewand* und *Nasenboden* sind nicht vorhanden. Dadurch werden therapeutische Manipulationen erleichtert.

5. Die *Komplikationsmöglichkeiten* sind *geringer*, da man eine gut sicht- und tastbare Landmarke beim Eingehen mit dem Trokar hat. Das Kieferhöhlenlumen ist von anterior nach posterior am größten, so daß die *Gefahr der Durchstoßung* der *Kieferhöhlenhinterwand* bzw. des Orbitabodens selbst für den Ungeübten und bei größerem Kraftaufwand *kaum gegeben* sein dürfte. Die *Nachblutungsgefahr*, wie sie bei brüskem Vorgehen über den *unteren Nasengang* durch Verletzung der unteren Muschel vorkommen kann, ist gering — dies beweist das Beispiel eines Patienten, der erst nach dem komplikationslosen Eingriff erzählte, daß er wegen

eines Gefäßleidens markumarisiert sei und sein Quickwert bei 22%
läge.

Wichtig ist, den Patienten nach dem Eingriff daraufhinzuweisen, für *zwei Tage festes Schneuzen* mit Aufblasen der Wangentaschen zu *unterlassen*. Sonst kann es zur Ausbildung eines harmlosen, den Patienten aber beeindruckenden *Hautemphysems* kommen.

Bei Kindern bis zum 8./9. Lebensjahr machen wir, um eine *Gefährdung der Zahnanlagen* auszuschließen, eine Ausnahme und gehen *über den unteren Nasengang* vor (Abb. 6b). Wir benützen manchmal auch dann primär den *unteren Nasengang als Zugangsweg,* wenn die Wahrscheinlichkeit einer direkt anschließenden *endonasalen Kieferhöhlenfensterung* groß ist — sie wird durch die vorangegangene *Trokarpunktion* erleichtert.

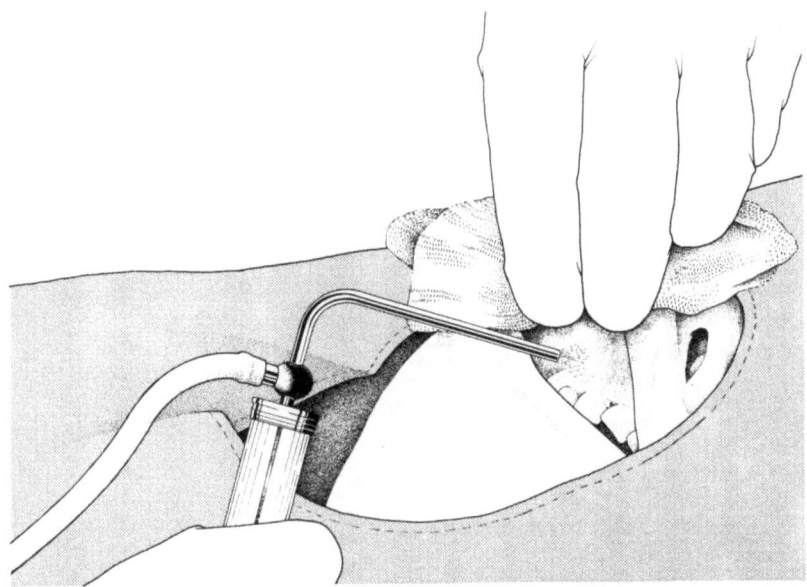

Abb. 7. Oberflächenbetäubung des Mundvorhofs mit Pantocain-Spray

Die *Anästhesie* beginnen wir mit einer Oberflächenbetäubung von Mundvorhof und der Nase mit 1%igem Pantocain oder Novesine etc. und Abschwellen der Nase mit Privin 1 : 1000 (Abb. 7). Somit ist jederzeit die Möglichkeit gegeben, Nasen- und Nebenhöhlenendoskopie zu kombinieren oder in speziellen Fällen bimeatal (HELLMICH u. HERBERHOLD, 1971) zu untersuchen.

Die Schleimhaut im Bereich der *Fossa canina* wird anschließend mit einem der üblichen *Lokalanästhetika* unter Suprarenin-Zusatz infiltriert (Abb. 8). Weiterhin hat sich vor allem im

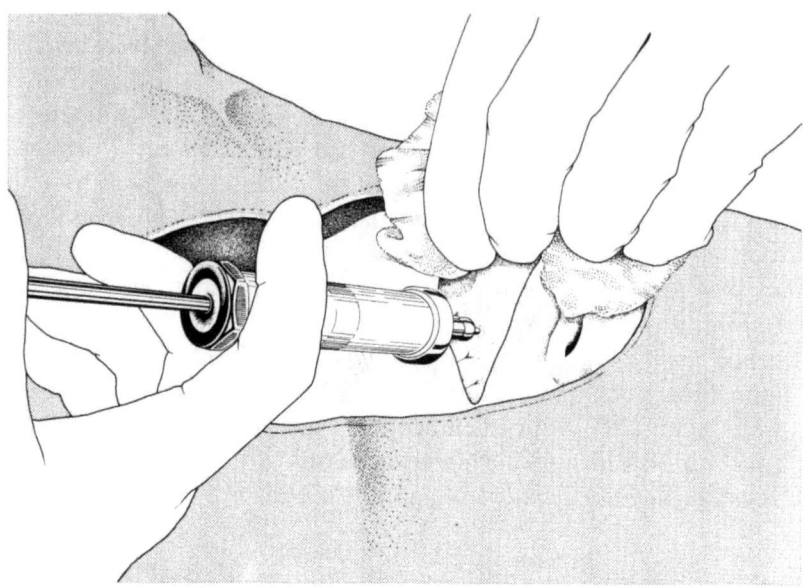

Abb. 8. Infiltrations- und Leitungsanästhesie im Mundvorhofbereich

Hinblick auf Probeexzision und therapeutische Maßnahmen die gleichzeitige *Leitungsanästhesie des Nervus infraorbitalis* bewährt. Nach Aussage der Mehrzahl unserer Patienten ist der Eingriff *nicht unangenehmer, als* die *Probepunktion* bzw. *Probespülung* über den *mittleren oder unteren Nasengang*.

a) Operatives Vorgehen über die Fossa canina

Mit dem Zeigefinger der linken Hand tasten wir im Mundvorhof die kranial spitz- bis rundbogig auslaufende obere Begrenzung der Fossa canina. Der oberste Punkt wird nach Senkrechtstellen des Zeigefingers durch die Fingerkuppe markiert. Der Austrittspunkt des Nervus infraorbitalis liegt noch 1 cm weiter kranial. Ist die Fossa canina sehr flach, kann man sich die Orientierung dadurch erleichtern, indem man den Eckzahn als Orientierungshilfe nützt (die Fossa canina liegt immer *lateral* des *dens caninus*, nie medial davon!). An diesem *obersten Punkt* (nicht darunter!) der Fossa canina wird mit dem Trokar streng parallel zur Medianebene in die *faziale Kieferhöhlenwand* unter Dreh-(!)-bewegungen eingegangen (Abb. 9). Hier ist die Kieferhöhlenvorderwand am dünnsten. Die Drehbewegungen mit dem Trokar verringern den Kraftaufwand und verhindern ein unkontrolliertes Durchstoßen in die Tiefe.

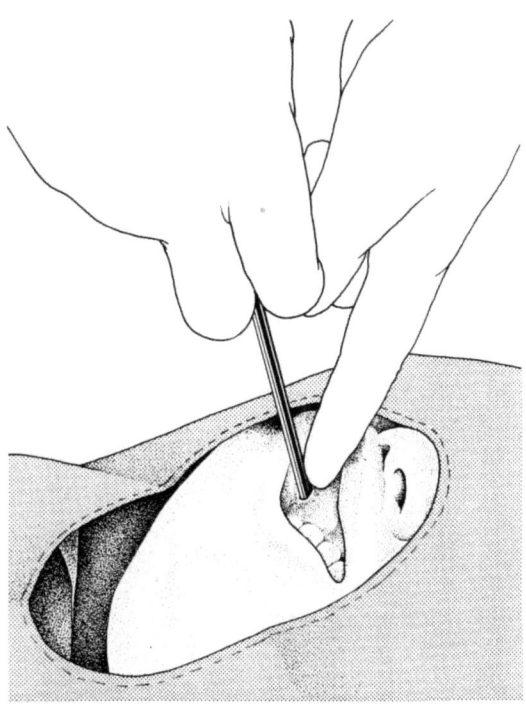

Abb. 9. Markierung des obersten Punktes der Fossa canina mit dem Zeigefinger und Eingehen mit dem Trokar

Der Eingriff ist für den Patienten im Liegen angenehmer und sein Kopf ist gut abgestützt. Grundsätzlich ist die Endoskopie auch im Sitzen durchführbar.

Nach dem tastbaren Durchdringen der Knochenwand (bei dicker Vorderwand in seltenen Fällen erschwert) muß der Trokar noch etwa 5 mm vorgeschoben werden, damit durch die Trokarhülse die Schleimhaut der *fazialen Kieferhöhlenwand* allseitig zurückgedrängt wird und der Weg für die Optik frei ist.

b) Vorgehen über den unteren Nasengang

Wird aus den bereits genannten Gründen über den *Meatus nasalis inferior* vorgegangen (Abb. 6b), empfiehlt es sich, zunächst mit den Branchen oder dem Griff einer anatomischen Pinzette oder mit einem grazilen, mittellangen Spekulum die untere Muschel nach medial abzuspreizen. Dadurch wird der untere Nasengang frei und eine unkontrollierte *Muschelverletzung* vermieden. Man geht mit dem Trokar etwa in die Mitte des Daches des unteren Nasengangs bzw. 1,5 cm hinter dem Kopf der unteren Muschel an seiner höchsten Stelle ein. Die Spitze des Trokars zeigt dabei, wie bei der *Kieferhöhlenpunktion*, in Richtung äußerer Augenwinkel. Auch hier muß

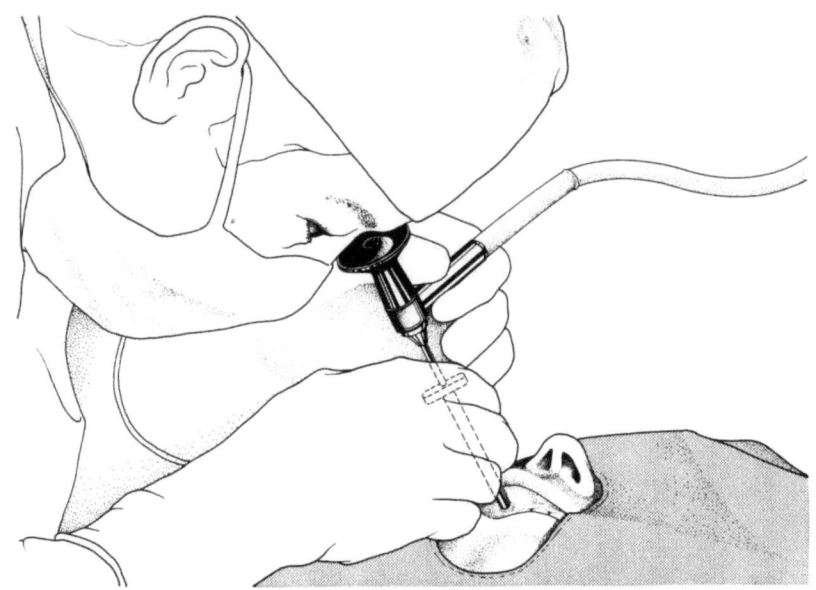

Abb. 10. Inspektion der Kieferhöhle mit der Optik

nach Durchdringen des Knochens die Trokarhülse noch einige Millimeter vorgeschoben werden, um die Schleimhaut im Bereich des Durchtritts ganz zurückzudrängen.

Wird der Eingriff in *Lokalanästhesie mit Suprareninzusatz* durchgeführt, blutet es in der Regel kaum bzw. nur kurzfristig, ganz gleich welcher Zugangsweg gewählt wird. Zur Vermeidung der Blutung in Narkose hat sich in Zusammenarbeit mit den Anästhesisten die *Neuroleptanalgesie* mit gleichzeitiger problemlos zu verabreichender Lokalanästhesie mit Suprareninzusatz bewährt. In den *unteren Nasengang* wird dann zusätzlich vorübergehend ein mit Privin getränkter *Spitztupfer* eingelegt.

Nach Einführung der Trokarhülse schieben wir zunächst orientierend das vorgewärmte Endoskop ein, um zu sehen, ob und welche Flüssigkeit in der Kieferhöhle ist (Abb. 10). Gegebenenfalls werden *Flüssigkeitsproben* zur *mikrobiologischen*, manchmal auch Schleim zur *zytologischen Untersuchung* (Eosinophilie?) mit Sauger und Spritze aspiriert.

Das mit Flüssigkeit benetzte Endoskop ist während des Eingriffs mit Aqua destillata unter Benützung einer Mullkompresse zu *reinigen*. Die Reinigung mit physiologischer Kochsalzlösung ist ungünstig, da sich Salzkristalle absetzen und Unschärfen ins Bild bringen. Kühlt sich bei einem länger dauernden Eingriff die vorgewärmte Optik ab, so daß sie *beschlägt*, ist sie schnell durch Reiben mit einer Mullkompresse zu erwärmen.

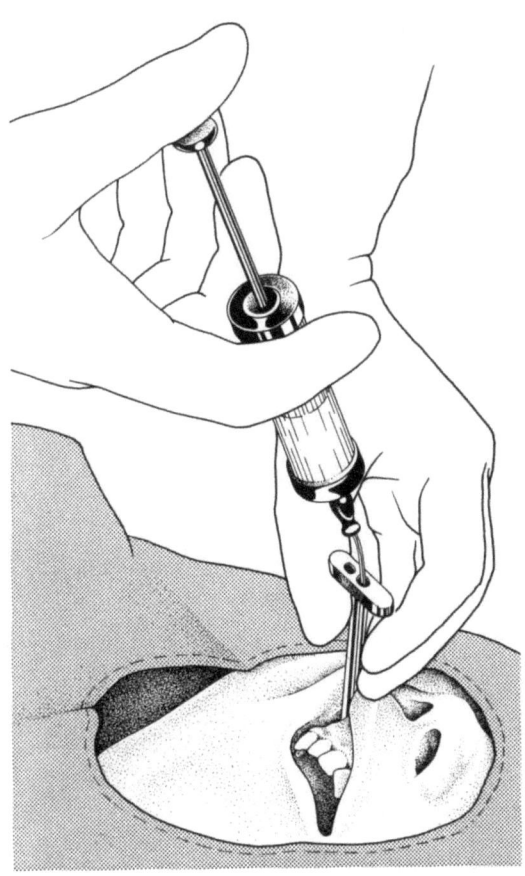

Abb. 11. Prüfung der Kieferhöhlendrainage durch die „Spülprobe"

Sekret wird nun aus der Höhle abgesaugt. Es erfolgt dann eine Kontrolle der *Schleimhautverhältnisse* und die Inspektion des *Ostiums*. Wir verschaffen uns optisch, vor allem aber auch durch *Spülung* Klarheit über die Durchgängigkeit des Ausführungsganges (Abb. 11). Der Patient kann angeben, wann Flüssigkeit in den Rachen läuft. Dies ist erforderlich, da bei zwar offener lateraler Mündung des *Canalis maxillaris* in der Kieferhöhle *dieser* medial in *der Nase verlegt* sein kann. Dann ist durch *Nasenendoskopie* das Hindernis zu suchen und zu beseitigen.

Als weitere diagnostische Maßnahmen können mit der *starren* oder *flexiblen optischen Biopsiezange* unter *Sichtkontrolle gezielt* von fast allen Bezirken der Kieferhöhle *Probeexzisionen* entnommen werden (Abb. 12).

Durch die Einführung dieser *Biopsiezangen* war es uns möglich, fast immer auf das wesentlich aufwendigere und für den Patienten unangenehmere bimeatale Vorgehen (HELLMICH u. HERBERHOLD, 1971) zu verzichten und trotzdem eine entscheiden-

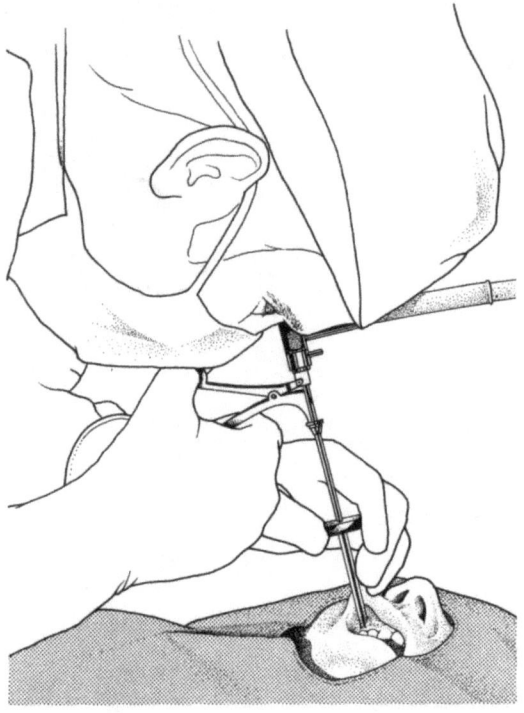

Abb. 12. Probeexzision mit der optischen Biopsiezange

de Forderung für die Nasennebenhöhlenendoskopie, die *gezielte Probeexzision unter Sicht* zu ermöglichen. Die optischen Biopsiezangen haben sich — wie wir noch zeigen werden — auch zu therapeutischen Zwecken gut bewährt.

Nach Abschluß des Eingriffs und Herausziehen des Trokars bleibt eine kleine *Schleimhautwunde* im Mundvorhof (Abb. 13), die innerhalb von 24–48 Std verklebt ist.

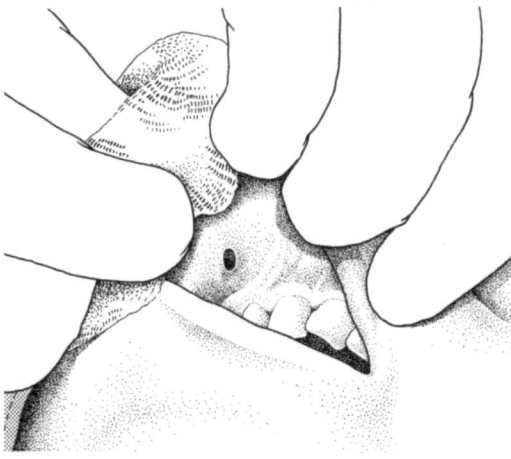

Abb. 13. Schleimhautwunde im Mundvorhof nach Kieferhöhlenendoskopie

2. Stirnhöhlenendoskopie

Die *Stirnhöhlenendoskopie* ist meist in Lokalanästhesie am liegenden Patienten durchzuführen. Mit dem *suprareninhaltigen 1%igen Lokalanästhetikum* wird der Bereich des medialen Drittels der Augenbraue infiltriert. Zusätzlich empfiehlt sich eine *Leitungsanästhesie des Nervus supraorbitalis*.

Der 1–2 cm lange Hautschnitt liegt unmittelbar über dem medialen Ende der Augenbraue. Nach Abschieben der Weichteile und des Periostes legen wir in der *Stirnhöhlenvorderwand* nahe der Mittellinie ein Bohrloch von 6 mm Durchmesser an, durch welches Trokar und Optik eingeschoben werden können (Abb. 14 u. 15).

Der *Zugang über die Vorderwand* hat den Vorteil, daß mit der *30°-Winkeloptik* der Trichter um das *Ostium frontale* gut beurteilt werden kann.

Je nach Befund ist eine *Probeexzision*, lokale Therapie (ähnlich wie bei der Beckschen Bohrung) oder auch ein größerer Eingriff anzuschließen.

Wichtige Hinweise für die Stirnhöhlenendoskopie:
1. Neben der Nasennebenhöhlenübersichtsaufnahme ist stets die seitliche Stirnhöhlenaufnahme anzufertigen, um eine Vorstellung über die Tiefenausdehnung der Stirnhöhle zu erhalten.
2. Immer ist der Übergang Stirnhöhlenboden zur Stirnhöhlenvorderwand darzustellen. Mit dem Bohrer wird 2 mm oberhalb des Überganges eingegangen. Der Assistent darf dabei die Haut

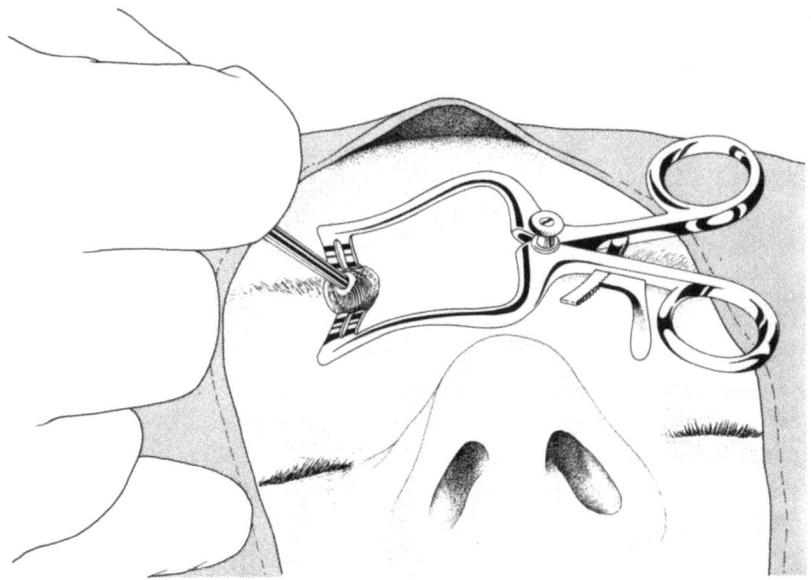

Abb. 14. Anlegen eines Bohrlochs in der Stirnhöhlenvorderwand

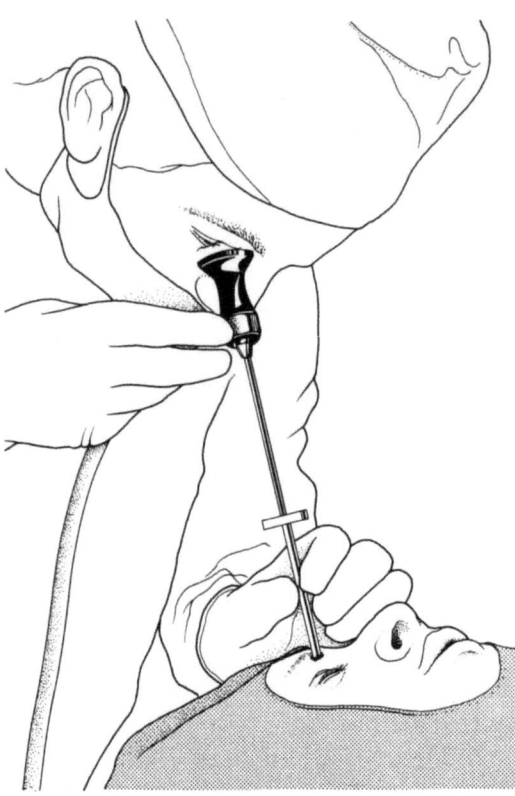

Abb. 15. Inspektion der Stirnhöhle mit der Optik nach Einführen des Trokars

nicht zu weit nach oben verziehen. Bei flachen Stirnhöhlen ist besonders vorsichtig vorzugehen.

3. Der Nervus supraorbitalis sollte geschont werden. Die knöcherne Begrenzung des Foramen supraorbitale ist vor der Lokalanästhesie gut tastbar und kann gegebenenfalls markiert werden.

3. Keilbeinhöhlenendoskopie

Dieser Eingriff wird ebenfalls am liegenden Patienten durchgeführt.

Lokalanästhesie durch Einsprühen mit Pantocain und *Infiltration der Keilbeinhöhlenvorderwand* ist möglich. Im allgemeinen bevorzugen wir wegen der nicht selten recht engen Verhältnisse die *Allgemeinnarkose (Neuroleptanalgesie)* in Kombination mit der Lokalanästhesie.

Für den weniger Geübten empfiehlt es sich, die Keilbeinhöhle der betreffenden Seite nahe der Mittellinie und des Bodens mit der *Blakesly-Zange* und zwar unter Sichtkontrolle einer *Miniatur-0°-*

Geradeausoptik zu eröffnen, wobei das hintere Ende der *mittleren Muschel* als Landmarke dienen kann (Tafel I/1a, b). Durch diese Öffnung wird der *überlange Trokar* eingeführt, welcher der 30°- bzw. 70°-Optik als Leitschiene dient.

Nur der Operateur mit großer Erfahrung kann so vorgehen, daß er am *Septum* entlang tastend blind die *kraniale Begrenzung der Choanalöffnung* aufsucht. Man läßt dann den *Trokar am Boden der Keilbeinhöhle* nach kranial am *Rostrum* entlang gleiten und perforiert unter Drehbewegungen den untersten Teil der *Keilbeinhöhlenvorderwand* nahe der Mittellinie. Auf diese Weise ist die Gefahr der Verletzung der *Keilbeinhöhlenhinterwand* oder des *Nervus opticus*, der lateral und kranial im Winkel zwischen *Keilbeinhöhlendach* und *lateraler Keilbeinhöhlenwand* liegt, gering.

Technisch erleichtert und risikoloser wird der Eingriff, wenn man ihn unter röntgenologischer Bildwandlerkontrolle vornimmt.

Vor dem Eingriff muß man sich durch eine seitliche und axiale Schädelaufnahme Klarheit über die Größenverhältnisse der Keilbeinhöhle und eventuelle Asymmetrien zwischen rechts und links verschafft haben.

Die Keilbeinhöhlenendoskopie sollte, wie jede Operation am *Sinus sphenoidalis*, streng indiziert werden und der Patient präoperativ über einen möglichen Verlust des Augenlichtes aufgeklärt sein. Um bei *freiliegendem Nervus opticus* eine spastische Kontraktion seiner nutritiven Gefäße zu vermeiden, sollte bei der *Spülung der Keilbeinhöhle* nie Privin, sondern Ringerlösung benutzt werden.

Je nach Größe der Keilbeinhöhle empfiehlt sich die Untersuchung mit der *30°- bzw. 70°-Winkeloptik*. *Probeexzisionen* sollten den lateralen kranialen *Keilbeinhöhlenwinkel* — also den Optikusbereich — aussparen.

E. Technik und Probleme der photographischen Dokumentation

Schon HIRSCHMANN hat in seiner grundlegenden Arbeit 1903 gezeichnete Farbbilder zur Veranschaulichung seiner Darstellung veröffentlicht. LÜDECKE wies 1932 und 1955 mehrfach darauf hin, wie wichtig eine bildliche Dokumentation der endoskopischen Kieferhöhlenbefunde ist.

Mit der Entwicklung des *Kaltlichts*, der Glasfiberzuleitung und der *Hopkinsoptiken* ist unter Zuhilfenahme des *Elektronenblitzes* das Problem der *Farbbilddokumentation* zufriedenstellend gelöst (BUITER, 1976; DRAF, 1973; GRÜNBERG, 1971a; HELLMICH u.

HERBERHOLD, 1971; ILLUM u. JEPPESEN, 1972; MESSERKLINGER, 1972a, b; TERRIER, 1973).

Seit etwa vier Jahren haben wir an unserer Klinik zur Epipharynx- (JUNG, 1973) und zur Nasen- bzw. Nasennebenhöhlenbilddokumentation (DRAF, 1973) zwischen Robotkamera und Optik das „*Spezial-Endo-Zoom*"-Objektiv (Storz) geschaltet. Die Bildserie (Tafel I/2a–d) zeigt, daß eine formatfüllende Photographie auch mit dünnen Optiken (Nase- und Nasennebenhöhlen) möglich ist und eine wesentliche Verbesserung der Dia-Projektion erfolgt. Die Schärfeneinstellung bereitet bei Blick durch das Objektiv *(einäugige Spiegelreflexkamera)* mit Hilfe eines Einstellhebels für die verschiedenen Entfernungen und wegen der großen *Tiefenschärfe* der Optik keine Schwierigkeit.

Das *Endo-Zoom Objektiv* hat zusätzlich den Vorteil, daß bei maximal großer Brennweite eine *Lupenvergrößerung der Schleimhaut* mit noch besserer Beurteilungsmöglichkeit resultiert.

Zur Photographie in den Nasennebenhöhlen benötigen wir in der Regel die Blitzstärke 3–4 *(Elektronenblitzeinrichtung)* bei gleichzeitiger Lichtstärke 3 der *Kaltlichtfontäne*. Man muß darauf achten, daß die *Kontaktflächen* der Glasfiberzuleitung zur Kaltlichtfontäne einerseits und zur *Hopkinsoptik* bzw. Blitzröhre andererseits *sauber* sind. Hier setzt sich leicht unbemerkt Staub ab, der die Ausleuchtung der Bilder reduziert. Dies fällt bei Endoskopie ohne Zwischenschaltung von Blitz und Kamera (mit Lichtverlust) nicht auf. Die Reinigung dieser Kontaktstellen erfolgt mit Alkohol. Sind trotzdem die Bilder nicht zufriedenstellend ausgeleuchtet, sollte die Funktionstüchtigkeit des Blitzes bzw. des Glasfiberzuleitungskabels kontrolliert werden. Beide Hilfsmittel unterliegen einem gewissen Verschleiß.

Wir glauben, daß sich die *photographische Dokumentation* an Universitätskliniken und größeren Abteilungen mit vielfältigem Patientengut nicht in „technischer Spielerei" erschöpft, sondern aus drei Gründen von großer *Bedeutung* ist:

1. Der Einblick in die Physiologie und Pathologie der Nasennebenhöhlen wird durch Bildvergleiche wesentlich erweitert.

2. Durch eine Bildersammlung wird die Einarbeitung beschleunigt und weitgehend problemlos.

3. Im studentischen Unterricht kann eine bisher bestehende Informationslücke geschlossen und auch die Pathologie der Nasennebenhöhlen besser veranschaulicht werden.

II. Endoskopische Anatomie und Pathologie der Nasennebenhöhlen

A. Kieferhöhle

1. Anatomie

Die *Kieferhöhle* (Synonyma: *Sinus maxillaris, Antrum maxillare* oder *Antrum Highmori*) besitzt ein mittleres Volumen von 15 cm³. Die Kieferhöhle der Frau ist mit ca. 12 cm³ meist kleiner als die des Mannes mit ca. 18 cm³. Die Variationsbreite ist mit Werten zwischen 2 und 30 cm³ sehr groß. DIXON (1958) bestätigte aufgrund seiner Untersuchungen an 200 Schädeln diese Angaben von ONODI (1922), fand aber in einem Fall sogar nur ein Lumen von 1 cm³. Bei kleinen Kieferhöhlen sind der palato-alveolare Boden verdickt oder die nasale und ventrale Wand eingebuchtet. Dadurch können sich in seltenen Fällen Schwierigkeiten für die Kieferhöhlenendoskopie ergeben. Bei großen Kieferhöhlen prägen sich Ausbuchtungen besonders stark aus und zwar in die *Recessus alveolaris, frontalis, zygomaticus, horicontalis, palatinalis* und selten auch *infraorbitalis*. Dadurch können septenartige Vorsprünge entstehen.

Zahnwurzeln ragen zum Teil nur durch sehr dünnen Knochen oder nur durch Schleimhaut bedeckt in die Kieferhöhle hinein (ONODI, 1922). In der Regel ist dies der *2. Prämolare* und der *vordere Molar*. Ist der Recessus alveolaris ausgedehnt, können auch der *1. Prämolar*, der *Caninus* und die *hinteren Molaren* mit in die Kieferhöhle einbezogen sein.

Das *Ostium maxillare* verläuft vom Kieferhöhleninneren aus gesehen als ein 3–6 mm weiter und 6–8 mm langer Kanal (GRÜNWALD, 1925) choanalwärts zum *Hiatus semilunaris* (WAGEMANN, 1964). ONODI geht auf die uns besonders interessierenden Normvarianten ausführlicher ein und stellt fest, daß die Länge der Mündung zwischen 3 und 19 mm, die Breite zwischen 3 und 5 mm liegen kann. Manchmal bildet sogar der Hiatus semilunaris in seiner ganzen Länge die Mündung der Kieferhöhle (s. II. A. 3. S. 32).

Neben dem Canalis maxillaris liegen in den von ZUCKERKANDL „Fontanellen" (Abb. 16) genannten Bereichen der medialen Kiefer-

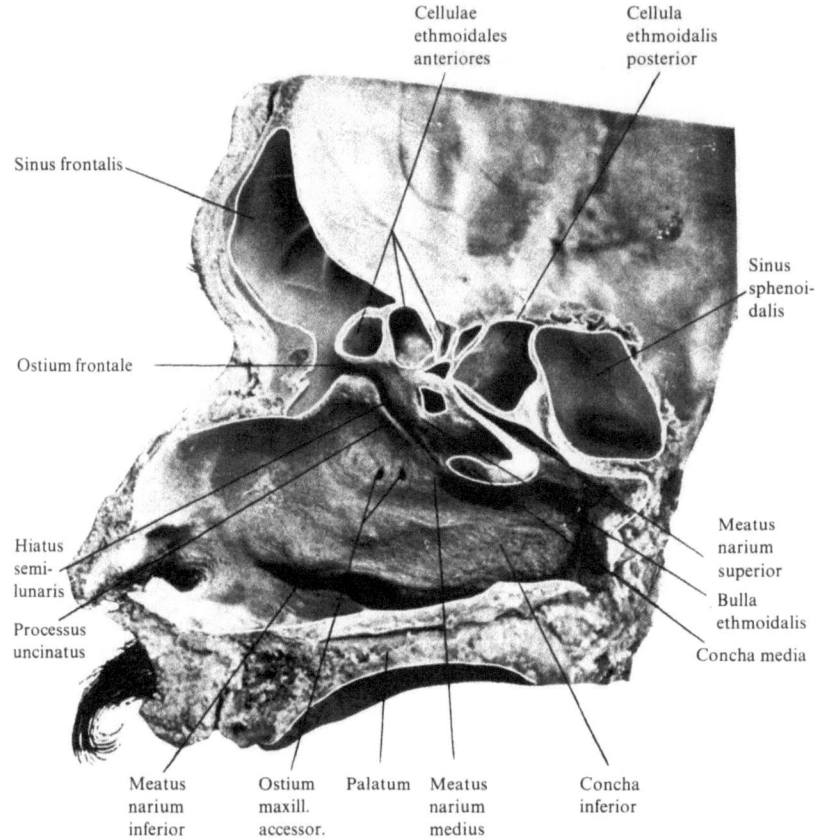

Abb. 16. Laterale Wand der Nasenhöhle. Durch Abtragung der mittleren Muschel ist das Gebiet des Hiatus semilunaris und die Mündung der Stirnhöhle freigelegt. Beachte die akzessorischen Ostien. (Aus: BLUMENFELD-HOFFMANN, Handbuch der speziellen Chirurgie des Ohres und der oberen Luftwege, Abb. 29 S. 152, Leipzig: Kabitzsch 1928)

höhlenwand in über 10% der Fälle ein, manchmal auch zwei *akzessorische Ostien* zur Kieferhöhle. MYERSON (1932) fand in 30,7% ein akzessorisches Ostium und bei einem Fall von 114 zwei Foramina accessoria. Der Durchmesser schwankte zwischen 6,5 und 10,5 mm. Diese Ostien liegen in der Regel hinter und unter dem *Proc. uncinatus.* Sie können manchmal größer als das Hauptostium sein. Über das Ostium maxillare verlaufen auch die wichtigsten Gefäße und Nerven für die Kieferhöhle (BURNHAM, 1935; FLOTTES u. Mitarb., 1960).

PROTT (1973) hat mit Hilfe von Tomogrammen, Leer- und Kontrastaufnahmen des Schädels und der Nasen- und Kieferhöhlenendoskopie *intersinöse Verbindungen der Nasennebenhöhlen* nachgewiesen. Er betont das häufige Vorkommen von Siebbein-

und Stirnhöhlenausführungsgängen zur Kieferhöhle. Dabei bezeichnet er das seit HAJEK (1915), GRÜNWALD (1925), ONODI (1922) und ZUCKERKANDL (1882) sogenannte Ostium maxillare als *Canalis maxillo-(ethmoideo-) nasalis*, um anzudeuten, daß dieses Ostium eng mit der ethmoidalen Bucht zusammenhängt und zum Teil mit anderen Nasennebenhöhlenausführungsgängen die Kieferhöhle mit der Nase verbindet. Wir halten, um Verwirrungen zu vermeiden, an der alten Bezeichnung Ostium maxillare fest, da dieses Ostium kranial vom Os maxillare begrenzt wird und im Regelfall das Hauptostium der Kieferhöhle ist. Dies schließt nicht aus, daß ein *akzessorisches Ostium nasale* größer als das eigentliche Ostium maxillare sein kann, wie auch von PROTT (1973) demonstriert.

2. Ätiologie und Pathogenese chronisch entzündlicher Erkrankungen der Kieferhöhle

Unabhängig von den Theorien zur Funktion der Nasennebenhöhlen kommt es in ihrem Bereich, vorwiegend in den Kieferhöhlen, häufig zu *chronischen Entzündungszuständen* unterschiedlicher Ausprägung.

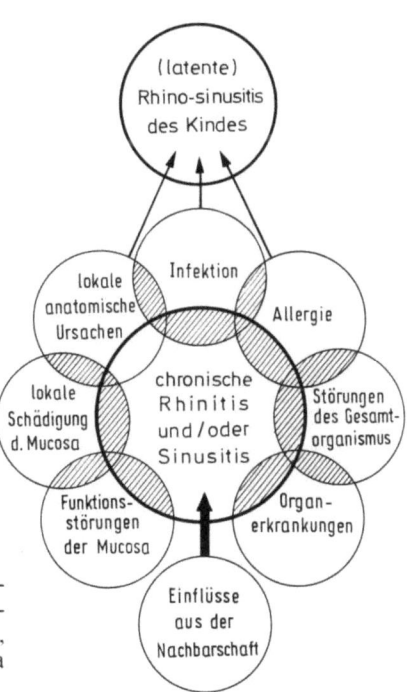

Abb. 17. Ursachen der chronischen Sinusitis. (Aus: NAUMANN, H. H.: International Congress Series Nr. 113, S. 81, Amsterdam-Tokyo: Excerpta Medica Foundation 1965)

Bei entzündlichen Erkrankungen der Nasennebenhöhlen ist die Kieferhöhle weitaus am häufigsten befallen (MARX, 1949), nach MATZKER (1963) sogar in 90% der Krankheitsfälle. Dies hängt damit zusammen, daß beim Menschen im Sitzen bzw. Stehen der Ausführungsgang sehr hoch über dem Kieferhöhlenboden liegt. Der *Sekrettransport* muß ausschließlich aktiv durch das Flimmerepithel der Schleimhaut erfolgen (MESSERKLINGER, 1966, 1967; PROETZ, 1953), das bei entsprechender Virulenz der Erreger, evtl. virogener Vorschädigung des Epithels und ablaufenden Antigen-Antikörperreaktionen seine Ziliartätigkeit einstellt (LINTON, 1932). VAN DISHOEK (1961) schätzt die Zahl der an Nebenhöhlenerkrankungen leidenden Personen auf mindestens 5% der Bevölkerung. Nach NAUMANN geben andere Autoren insbesondere bei Kindern noch höhere Prozentsätze an. Die Ursachengruppen für eine chronische Sinusitis sind von NAUMANN (1965) in einem Schema zusammengestellt worden (Abb. 17).

Die Ursachen einer chronischen Kieferhöhlenentzündung können vielfältig sein. Man darf sich im Einzelfall nicht mit dem Nachweis *einer* Ursache zufriedengeben, sondern muß an das Zusammentreffen mehrerer Faktoren denken. Den lokalen anatomischen Ursachen kommt nach unseren endoskopischen Untersuchungen ein besonders hoher Stellenwert zu.

Große Bedeutung wird von FLOTTES u. Mitarb. (1960), GUILLERM u. Mitarb. (1971), HILDING (1932b); MESSERKLINGER (1966, 1967), NAUMANN (1965), PROETZ (1953), WROBLEWSKI (1900) und ZANGE (1940) dem Ostium bzw. der „Ostiomeatalen Einheit" (NAUMANN, 1965) beigemessen (Abb. 18). Kommt es durch eine der obengenannten Ursachen zur Entzündung der Kieferhöhlenmuco-

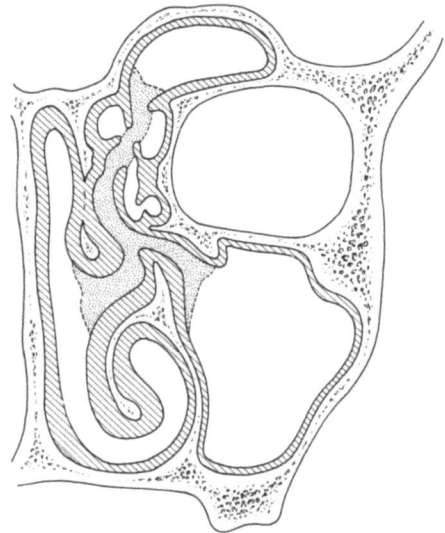

Abb. 18. Frontalschnitt linke Nasenhöhle und Nasennebenhöhlen. „Ostio-meatale" Einheit blockierbar durch Schwellung der Mucosa

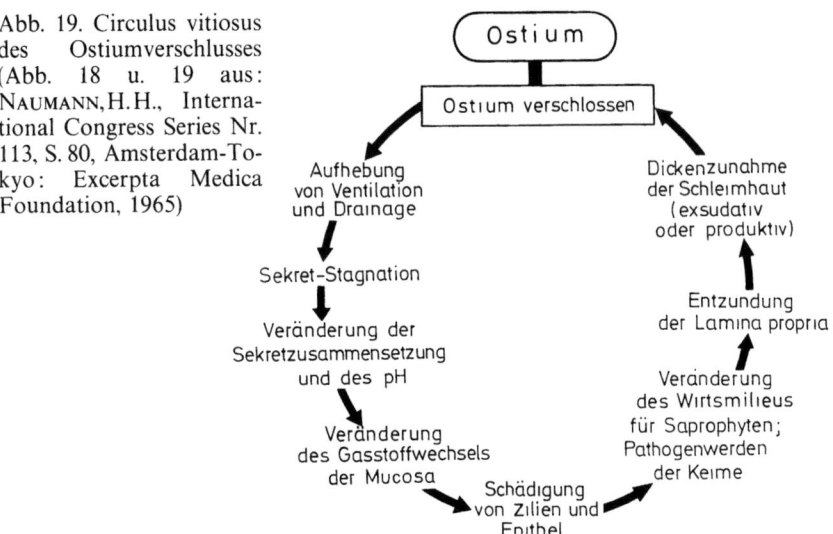

Abb. 19. Circulus vitiosus des Ostiumverschlusses (Abb. 18 u. 19 aus: NAUMANN, H.H., International Congress Series Nr. 113, S. 80, Amsterdam-Tokyo: Excerpta Medica Foundation, 1965)

sa mit Verschluß des Ostiums, setzt ein Circulus vitiosus ein, wie er auf Abb. 19 demonstriert ist. Eine besondere Rolle spielt dabei das von ZANGE (1940) am Kieferhöhlenostium nachgewiesene Schwellgewebe (Abb. 20). Daraus geht hervor, daß bei Diagnose und Therapie der chronischen Kieferhöhlenentzündung das bzw. die Ostien besonders zu berücksichtigen sind.

3. Die Variabilität der Kieferhöhlenostien (Tafeln II u. III)

Die Kenntnis der Variabilität der maxillären Mündung des Canalis maxillaris und eventueller akzessorischer Ostien von der Nase zur Kieferhöhle ist für den Endoskopiker von Bedeutung, einmal um Normalbefunde oder Normvarianten von pathologisch-anatomischen Zustandsbildern trennen zu können. Zum anderen ist die kieferhöhlenwärts gerichtete Mündung des Verbindungskanals zwischen Nase und Kieferhöhle ein für die Prognose der entzündlichen Kieferhöhlenerkrankungen entscheidender anatomischer Punkt. Deshalb haben wir bei den inzwischen über 1000 von uns durchgeführten Kieferhöhlenendoskopien systematisch auf die Zahl der Kieferhöhlenostien sowie auf die Größe und Form der antralen Mündung des Canalis maxillaris geachtet. Die dabei gefundene große Variationsbreite der normalen Ostien scheint uns eine Teilerklärung dafür zu sein, daß manche chronisch-eitrige Kieferhöhlenentzündung durch medikamentöse Behandlung schnell zum Abklingen zu bringen ist, ein anderer Teil aber operativ saniert werden muß.

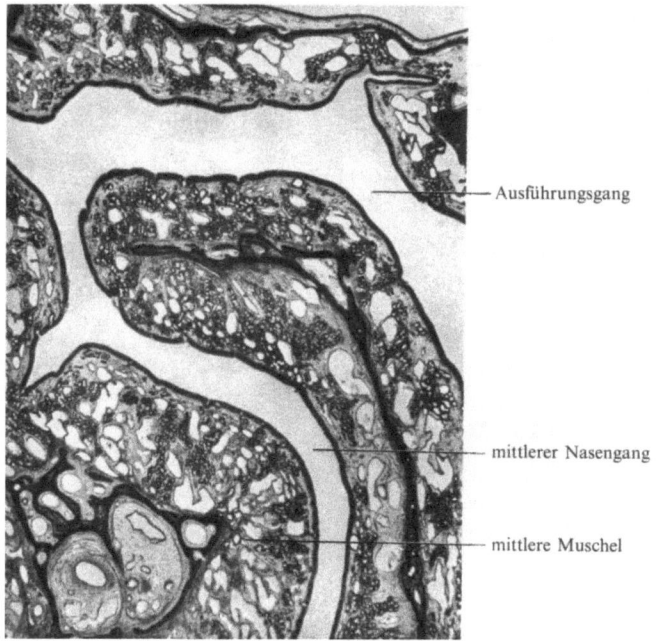

Abb. 20. Schwellkörper am Kieferhöhlenostium links. (Aus ZANGE, J., Arch. Ohr.-Nas.- u. Kehlk.-Heilk. **147**, 103 (1940))

In 13% der Fälle war neben dem *Ostium maxillare* an typischer Stelle ein *Ostium accessorium (=Ostium nasale)* in dem von ZUCKERKANDL als Fontanellen bezeichneten Bereich der medialen Kieferhöhlenwand. In etwa 1% der Fälle war dieses Ostium nasale im Durchmesser größer als das Ostium maxillare (Tafel II/1). In 1–2% unserer Endoskopien bestanden zwei akzessorische Ostien (Tafel II/2).

Ganz selten konnten wir insofern eine Besonderheit nachweisen, als oberhalb des Ostium maxillare die Einmündung eines *Canalis ethmoideo-maxillaris*, zu erkennen war (Tafel II/3). Ein solcher von kranial her mündender Canalis ethmoideo-maxillaris muß von einem durch eine Schleimhautfalte gedoppelten Ostium maxillare im Sinne GRÜNWALD's (1913) unterschieden werden (Tafel II/4). Über diese seltenen *intersinösen Verbindungen* ist ein Übergreifen von Erkrankungen der einen Nebenhöhle auf die andere und auch die Entwicklung eines *Liquorsinus* in der Kieferhöhle bei *frontobasalen Verletzungen* mit *Liquorfistel* möglich, wie auch von PROTT (1973) betont.

Die Verschiedenheit des Ostium maxillare war bei unseren Patienten eindrucksvoll. Der *größte Durchmesser* schwankte dabei zwischen 2 und 7 mm. Diese Angaben beruhen auf Schätzungen während der Endoskopie; genaue Messungen nach unseren Photos sind nicht möglich, da der Abstand und der Einfallswinkel des Endoskops zum Ostium bei den verschiedenen Aufnahmen unterschiedlich sein mußte, wollte man eine möglichst gute Darstellung erreichen. Die *Form* des Ostium maxillare ist mannigfaltig und reicht von rundlich über dreieckig bis zu einem engen Schlitz. Um das Ostium maxillare können *Schleimhautfalten* sehr verschieden angeordnet sein, sowohl was die Zahl als auch den Verlauf anbetrifft.

Zum besseren Verständnis müssen wir hier an die grundlegenden Untersuchungen GRÜNWALDs (1913) erinnern, der eine unmittelbare oder mittelbare Mündung der Kieferhöhle zur Nase unterscheidet, je nachdem, ob der *Hiatus semilunaris inferior* gleichzeitig den Zugang zum Ostium bildet, oder ob es sich um einen Gang (Canalis) mit nasaler sowie lateraler Mündung handelt, der die Gestalt einer Rinne hat, also nicht allseitig begrenzt ist.

Im Bereich des antralen Endes dieses Ganges beschreibt GRÜNWALD (1925) anhand seiner Präparate eine frontal gestellte *Plica maxillaris*, als deutlich sichtbare laterale Begrenzung in Form einer Schleimhautduplikatur. Je nachdem wieweit diese Falte vorspringt, kommt es zu einer Verengerung der Mündungspartie in der Kieferhöhle. Manchmal kann diese Plica auch ganz horizontal verlaufen und mit der Seitenwand verwachsen. So entsteht ein Diaphragma als oberer Abschluß der Höhle. Erst über diesem steigt der Gang spaltförmig nach oben.

Durch weitere Faltenbildung kann das *Ostium maxillare* (= laterales Ostium des Canalis maxillaris) unter Umständen die Gestalt eines Tunnels gewinnen oder durch Vorspannung zusätzlicher Falten sich noch ein eigener lateraler Eingang im Ostium vorlegen. Das innere Tor kann nach GRÜNWALD sogar gedoppelt erscheinen und durch diese Zweiteilung der Kieferhöhlenmündung eine ursprüngliche Doppelanlage vorgetäuscht werden (GRÜNWALD, 1925; ZUCKERKANDL, 1882) (Tafel II/5).

ONODI (1922) hat am Leichenpräparat gesehen, daß ein großes Ostium maxillare durch einen Schleimhautstrang oder durch eine knöcherne Leiste in zwei Öffnungen geteilt war. Wir haben es vermieden, eine der Falten nach GRÜNWALD „Plica maxillaris" zu nennen. Im endoskopischen Befund sind die einzelnen Falten in ihrem Formenreichtum gut zu erkennen; wir fanden aber kein Kriterium, eine bestimmte Falte als Plica maxillaris zu identifizieren. Dies mag an der Leiche nach Präparation des gesamten *Canalis maxillaris* möglich sein. In der Schleimhautfaltenanordnung um das Ostium maxillare gab es aber sich wiederholende

Gruppierungen in Anzahl, Verlauf und Ausprägung. Häufig war der *horizontale Verlauf* einer oder mehrerer *Schleimhautfalten*. Dadurch kann das *Ostium maxillare* zweigeteilt oder versenkt (Tafel II/6) erscheinen. Schlitzförmige Ostien (Tafel III/1) werden bei Entzündungen jeglicher Art schneller verschwollen und schwerer offen zu halten sein, als ein dreieckiges, großes Ostium maxillare (Tafel III/2).

Kieferhöhlen mit kaudal des Ostiums stark vorspringender querverlaufender Schleimhautfaltenbildung kombiniert mit einem kleinen Ostium (Tafel III/3a, b) dürften aufgrund der Untersuchungen MESSERKLINGERS prädestiniert sein für eine frühzeitige *Drainagebehinderung*, falls das Sekret aus irgendwelchen Gründen in Richtung höherer Viskosität verändert ist. Dann bereitet es dem Ziliarapparat Schwierigkeiten, das eingedickte Sekret über prominente Schleimhautfalten zu transportieren. Es kommt zum Rückstau bzw. zur Stagnation. Im Gegensatz dazu gibt es, wenn auch selten, Fälle mit *senkrecht verlaufender Faltenbegrenzung* des Ostium maxillare (Tafel III/4a, b). Man hat den Eindruck, daß dann die in der Kieferhöhle gelegene Mündung des *Canalis maxillaris* im Falle eines pathologischen Geschehens leicht verschlossen werden könnte.

4. Das endoskopische Bild der Sinusitis maxillaris
(Tafeln IV und V)

UFFENORDE (1915) unterscheidet für alle Nasennebenhöhlen klinisch und pathologisch-anatomisch in Analogie für die akuten Veränderungen und die chronische Entzündung drei Typen:
 1. Die katarrhalisch-ödematöse Schleimhautentzündung
 2. Die eitrige Schleimhautentzündung
 3. Die ödematös-eitrige Mischform.

In der Praxis sind diese Formen nicht so streng voneinander zu differenzieren, weder makroskopisch noch mikroskopisch (EICKHOFF, 1948; NAUMANN, 1964). Vielmehr gehen die entsprechenden Veränderungen in ein und derselben Kieferhöhle oft fließend ineinander über. Trotzdem ist diese Einteilung aus praktischen Erwägungen notwendig, damit Anhaltspunkte für Diagnose und Therapie gewonnen werden können.

Ob es sich im Einzelfall um eine *akute oder chronische Sinusitis maxillaris* handelt, ist nicht immer aus dem klinischen Verlauf heraus zu entscheiden. UFFENORDE betont, daß das reichliche Hervortreten von fibrösen Elementen im mikroskopischen Bild das einzige und das sicherste Kriterium der fortgeschrittenen Chronizität ist.

Dem endoskopisch Geübten bereitet es keine wesentlichen Schwierigkeiten, die obengenannten Typen der Nasennebenhöhlenentzündung voneinander zu trennen oder das Vorliegen einer Mischform festzustellen.

Die wesentlichsten *endoskopischen Veränderungen* bei der *chronisch-katarrhalischen Sinusitis* sind (Tafeln IV/2–6 und V/1–2):

Unterschiedlich stark ausgeprägte, lokalisierte oder generalisierte ödematöse Schleimhautschwellung, kissenartig-flach erhaben oder mehr polypös. Meist schleimige, seltener schleimig-eitrige Sekretansammlung *(Mukosinus)*; streicht man das Sekret auf einem Objektträger aus und färbt es wie einen Blutausstrich, findet sich nicht selten eine erhebliche Ansammlung von eosinophilen Leukozyten als Hinweis auf eine allergische Genese. Die schleimige Sekretansammlung herrscht vor, seröses Sekret ist sehr selten. Einen *Cholesterinhydrops* nach MANASSE (1923) *ohne Zystenbildung* fanden wir nie. Bei flach erhabener, *wandständiger Polyposis* sieht man häufig eine typische „*kopfsteinpflasterartige*" Veränderung der Schleimhaut.

Als *endoskopische Kriterien für die eitrige Sinusitis* (Tafel V/3–6) dienen dem Untersucher: Je nach Akuitätsgrad hochrot bis düsterrot verfärbte, geringgradig bis extrem *verdickte Schleimhaut*. Dünnflüssiges bis zähes eitriges *Sekret*. Besonders charakteristisch ist eine mit zunehmender Dauer des Prozesses ausgeprägter werdende *Felderung* der Schleimhaut. Eine *Sonderform* bei abgekapselten Kieferhöhleneiterungen ist die von AVELLIS 1900 erstmals beschriebene *Sinusitis caseosa* mit käsigen Massen eingetrockneten Eiters. Wer systematisch Kieferhöhlen endoskopiert, findet diese Sonderform häufiger, als es nach den Literaturangaben zu erwarten wäre. Wichtig ist die differentialdiagnostische Abgrenzung zum *Karzinom* (OSAWA u. NAKAMURA, 1953) sowie zu einer *Aspergilloseerkrankung* der Kieferhöhle, die manchmal unter dem Bild einer Sinusitis caseosa auftritt (KLEY u. DRAF, 1971; ISHIKURA u. Mitarb., 1969).

5. Sogenannte „solitäre Zystenbildung" (Tafel VI)

Vielfach wird der Hals-Nasen-Ohrenarzt entweder im Rahmen einer Fokussuche oder bei unbestimmten diffusen Kopfschmerzen mit Patienten konfrontiert, die röntgenologisch eine zystenverdächtige Verschattung zeigen. Zunächst ist durch zahnärztliche Untersuchung eine *dentogene, follikuläre* oder *radikuläre Zyste* auszuschließen. In der Mehrzahl handelt es sich jedoch um *Schleimhautzysten* als Ausdruck einer chronischen, lokalisierten, primären Kieferhöhlenentzündung.

Der Versuch einer endoskopischen Beschreibung solitärer Zysten stößt auf Definitionsschwierigkeiten. *Wann soll man von einer Zyste, wann von einem Polypen sprechen?*

NÜHSMANN unterscheidet folgende Arten:

1. *Echte Zysten* (DMOCHOWSKY, 1895), die durch Kompression der Schleimdrüsenausführungsgänge infolge Bindegewebsvermehrung (Schleimzysten, Tafel VI/1 u. 2) oder durch Kompression feiner Lymphgefäße entstehen können. Der Inhalt letzterer ist gelblich-serös und dünnflüssig (Tafel VI/3). Die echten Zysten haben ein Endothel. Die Schleimzysten ein ein- bis mehrschichtiges Zylinder- oder kubisches Epithel, die anderen eine dünne Endothelschicht.

2. *Pseudozysten* (Tafel VI/4–6), die bei der ödematösen Sinusitis durch Hydrops entstehen. Sie sind wahrscheinlich identisch mit den mesothelialen Zysten FINCKS (zit. nach MCGREGOR, 1928) und den *zystisch-degenerierten Polypen* (LEHNHARDT) und daran kenntlich, daß sie kein Endothel haben. Diese als Folgen einer lokalen Entzündung aufzufassenden Zysten machen nach NAUMANN (1964) nur selten und dann Beschwerden, wenn sie den Ausführungsgang verlegen (Tafel VI/5).

ECKERT-MÖBIUS definierte 1951 das Krankheitsbild der „*solitären Schleimhautzystenbildung*" bei im übrigen reizloser Schleimhaut. In seinen Fällen scheint es sich ausnahmslos um echte Zysten gehandelt zu haben, da jeweils eine endotheliale Innenauskleidung nachgewiesen werden konnte.

NÜHSMANNS (1925) Begriff der *Pseudozysten* trägt einem klinischen Bedürfnis Rechnung, indem ein fließender Übergang vom dickwandigen, durch schwammartiges Stroma gekennzeichneten, mehr oder weniger entzündlich infiltrierten Polypen zum *zystisch-degenerierten Polypen* (in die Gruppe der Pseudozysten einzuordnen) für möglich gehalten wird. MCGREGOR (1928) bezeichnet diese Zysten in Anlehnung an FINCK als „*mesotheliale Zysten*". Er betont, daß sie sehr groß werden können, und daß sie immer auf einen pathologischen Prozeß hinweisend sind. Durch Superinfektion wäre häufig ohne das Vorhandensein von lokalen Symptomen die *Möglichkeit einer infektiösen Fokalerkrankung* gegeben!

In der neueren Literatur sind, abgesehen von der Beschreibung durch ECKERT-MÖBIUS (1950, 1951), Angaben über *makroskopische Merkmale der Zysten* spärlich.

Wir haben aufgrund unserer histologischen Untersuchungen den Eindruck, daß man *endoskopisch gut voneinander unterscheiden* kann:

1. Die kleinen, dickwandigen, mehr weißlich-gelblich durchschimmernden *Schleimhautretentionszysten* (Tafel VI/1 u. 2)

2. Verschieden große, *dünnwandige*, mit gelblichem, oft cholesterinhaltigem Sekret angefüllte *Zysten*. In der Zystenwand ist häufig eine zarte Gefäßzeichnung erkennbar (Tafel VI/3).

In diese Gruppe dürften die durch Lymphstau bedingten *echten Zysten* DMOCHOWSKYS, die *Pseudozysten* NÜHSMANNS, die *mesotheliaen Zysten* MCGREGORS und ein Teil der *zystisch-degenerierten Polypen* (LEHNHARDT, 1973) einzuordnen sein; eine Unterscheidung dieser Untergruppen ist allenfalls mikroskopisch möglich, und zwar mit ausreichender Sicherheit nur, wenn eine solche Zyste in toto ausgeschält und histologisch untersucht wird.

3. Den *solitären*, mehr dickwandigen, teils fleischigen, teils glasig aussehenden *Polypen*, der in seiner Wand noch *Schleimretentionszysten* tragen kann (Tafel VI/2 u. 4–6).

Bei genauer Untersuchung von Kieferhöhlen mit ausgeprägter *Polyposis*, sind innerhalb der Polyposis nicht selten mehr zystisch aussehende Gebilde zu erkennen (Tafel VI/6). Diese Tatsache unterstreicht die fließenden Übergänge vom *Polypen* zum *zystisch-degenerierten Polypen*, der dann von einer Pseudozyste makroskopisch kaum mehr zu unterscheiden ist.

6. Dentogene Kieferhöhlenerkrankungen
(Tafeln VII und VIII/1 u. 2)

Die Beteiligung der Kieferhöhle im Rahmen einer Zahnerkrankung ist im Vergleich zur *rhinogenen Kieferhöhlenbeteiligung* selten (maximal 10%). Da die dentogene Ursache einer Kieferhöhlenerkrankung oft unklar ist, sollte man bei der endoskopischen Untersuchung der Kieferhöhle einige *Kriterien* kennen, die für eine *dentogene Auslösung* des Prozesses sprechen:

1. Eine isolierte, einseitige Erkrankung der Kieferhöhle, womöglich mit foetid-eitriger Sekretion.
2. Eine kalkdichte Begrenzung eines zystenverdächtigen Rundschattens spricht für eine *dentogene Zyste*.
3. *Zahnkeime* können entwicklungsgeschichtlich bedingt oder iatrogen in die Kieferhöhle verlagert sein und lassen sich häufig röntgenologisch verifizieren.
4. Im *Recessus alveolaris* lokalisierte, umschriebene eitrig-polypöse Schleimhautveränderungen sind auf eine dentogene Auslösung verdächtig.

7. Kieferhöhlentumoren (Tafeln VIII/3 und IX/1–4)

Die Kieferhöhlenendoskopie kann wesentlich zur Frühdiagnose von Tumoren des Sinus maxillaris beitragen, wenn man es sich zum Grundsatz macht, daß jede unklare röntgenologische Verschattung der Kieferhöhle solange auf einen Tumor verdächtig ist, bis das Gegenteil bewiesen werden kann. *Bei jedem unklaren Röntgenbefund* sollte eine *Kieferhöhlenendoskopie* zur *eindeutigen Diagnosestellung* durchgeführt werden. Auch bei *rezidivierendem Nasenbluten* muß *routinemäßig* durch die Nasen- und Kieferhöhlenendoskopie ein Tumor als Ursache ausgeschlossen werden.

Bei *Halslymphknotenmetastasen,* die von einem okkulten Primärtumor ausgehen, ist die Nasen- und Kieferhöhlenendoskopie Teil der sogenannten *Panendoskopie* (DRAF, 1973). Unter dem Begriff Panendoskopie verstehen wir die Ausnutzung aller endoskopischen Möglichkeiten — von der Nasopharyngoskopie bis einschließlich Mediastinoskopie — bei der Suche nach einem versteckten Primärtumor im Kopf- und Halsbereich.

Die Inspektion der Kieferhöhle hat sich zusätzlich in Fällen bewährt, in denen bei *Tumoren der Umgebung* der Kieferhöhle präoperativ geklärt werden sollte, ob und inwieweit die Kieferhöhle in das tumoröse Geschehen miteinbezogen war. Nur so kann die präoperative Planung präzisiert werden. Dies gilt analog für die Stirn- und Keilbeinhöhlenendoskopie.

8. Operierte Kieferhöhle (Tafeln IX/5 u. 6 und X/1 u. 2)

Häufig kommen Patienten in die Sprechstunde, die uns nach einer unterschiedlich lang zurückliegenden Kieferhöhlenoperation bei wiederauftretenden Beschwerden vor die Frage stellen, ob eine Reoperation tatsächlich sinnvoll ist. In solchen Fällen ist eine vorherige endoskopische Kieferhöhlenuntersuchung sehr empfehlenswert, um Nachoperationen zu vermeiden.

Bei *Zustand nach Kieferhöhlenoperation* kann man die Kieferhöhle zunächst vom unteren Nasengang her beurteilen, um einen Eindruck von den Schleimhautverhältnissen und dem operativ angelegten Zugang zur Nase zu bekommen. Ist infolge Narbenbildung eine Beurteilung vom unteren Nasengang her nicht möglich, gehen wir zusätzlich in typischer Weise über die *Fossa canina* vor. Die Lokalanästhesie muß wegen der vorhandenen Narbenbildung sehr sorgfältig erfolgen. Nur bei Verschluß des Fensters zum unteren Nasengang bzw. bei erneuter Sekretansammlung oder starker Polypenbildung in der Kieferhöhle ist der Entschluß zur *Nachoperation* gerechtfertigt.

9. Zustand nach Fraktur der Kieferhöhle (Tafel X/3)

Bei Frakturen im Bereich der Kieferhöhle, insbesondere den Orbitabodenfrakturen *(blow-out-fracture)* gelingt es, aufgrund der Anamnese, des klinischen und des röntgenologischen Bildes eine für die therapeutische Konsequenz hinreichende Diagnose zu stellen. Die Kieferhöhlenendoskopie kann vor allem bei einer älteren Fraktur mit Beweglichkeitseinschränkung des Bulbus zur Klärung der Ursache notwendig werden.

Häufiger ist nach länger zurückliegender Orbitabodenfraktur die endoskopische Untersuchung zur differentialdiagnostischen Abgrenzung einer weiteren zusätzlichen Erkrankung bei unklarer röntgenologischer Verschattung erforderlich. Neuerdings wird auch von kieferchirurgischer Seite aus diesem Grunde die Sinuskopie empfohlen (KREIDLER u. KOCH, 1975). Erstaunlich ist bei der endoskopischen Untersuchung die große Heilungspotenz der Kieferhöhlenschleimhaut, selbst nach schweren Mittelgesichtstraumen. Entzündliche Schleimhautveränderungen sind — soweit beurteilbar — nach Kieferhöhlenfrakturen nicht häufiger als im sonstigen Patientengut.

B. Stirnhöhle

1. Anatomie

Je nach *Pneumatisationsgrad* kann die Stirnhöhle unterschiedliche Ausmaße haben, sowohl in kranio-kaudaler wie auch in anteroposteriorer Richtung. Die diesbezüglichen grundlegenden Untersuchungen HAJEKS (1915) und ONODIS (1922) sind auch heute noch gültig. Ebenso können zwischen beiden Stirnhöhlen erhebliche *Seitendifferenzen* bestehen. Die Innenwand der Stirnhöhle kann verschiedenartig konfiguriert sein. Sie ist entweder glatt oder an einzelnen Stellen mit Knochenkämmen versehen. Daraus resultieren größere und kleinere Nischen. Das *Septum interfrontale* trennt beide Stirnhöhlen voneinander. Es kann genau in der Mittellinie liegen oder, vorwiegend im oberen Anteil, auch erheblich von der Mittellinie abweichen; so kann sich eine Stirnhöhle über die Medianlinie hin ausdehnen und die reduzierte Höhle der anderen Seite überdachen.

Praktisch wichtig ist, daß die untere Partie des Septum interfrontale kaum von der Mittellinie abweicht. Deshalb empfiehlt es sich, die *Eröffnung* der Stirnhöhle zur Endoskopie immer an der untersten Partie der Vorderwand auszuführen. Dann ist man sicher, die Stirnhöhle der betreffenden Seite eröffnet zu haben. Von allen Stirnhöhlenwänden ist die orbitale Begrenzung am dünnsten. Deshalb sollten Manipulationen in diesem Bereich vorsichtig getätigt werden.

Die Stirnhöhle läuft nach unten in einen mehr oder weniger ausgeprägten Trichter aus, dessen kaudale Öffnung, das *Ostium frontale*, die Kommunikation der Stirnhöhle mit der Nasenhöhle darstellt. In Analogie zur Kieferhöhle kommt der endoskopischen Beurteilung dieses Trichters mit dem Ostium frontale eine besondere Bedeutung zu. Das Ostium frontale der Stirnhöhle entsteht durch Anlagerung des Stirnbeins an das Siebbein. Die unmittelbare Begrenzung des Ostium frontale wird zum Teil durch das Siebbein gebildet und bekanntermaßen durch vorgeschobene Siebbeinzellen erheblich variiert. In der Regel entsteht die typische (=direkte) Mündung der Stirnhöhle in die Nase in Form des *Ductus nasofrontalis* dadurch, daß das vordere Ende des *Infundibulum* (eingesenkter und oberer Anteil des *Hiatus semilunaris*) sich etwas erweitert und mit dem Ostium frontale gegen die Stirnhöhle zu abschließt (Abb. 16). Die *Weite* des *Ostium frontale* schwankt zwischen 1–4 mm (HAJEK, 1915). Der Hiatus semilunaris kann allerdings auch nach kranial blind endigen und das *Ostium frontale* vor ihm gesondert in die Nase münden *(indirekte Mündung)*.

Neben der Variabilität des Ostium frontale kann der Ductus nasofrontalis mit dem Hiatus semilunaris unterschiedlich aufgebaut sein. Deshalb ist es wichtig bei *Drainagebehinderungen der* Stirnhöhle, vor allem, wenn sie sich nicht von der Stirnhöhle selbst erklären lassen, den mittleren *Nasen*gang nach der *Technik von* MESSERKLINGER (1972a, b) zu inspizieren. Die 30°-Winkeloptik (4 mm ⌀) wird über den Nasenboden bis in die Choane vorgeschoben und dann *hinten* zwischen mittlere und untere Nasenmuschel eingelegt. Durch Zurückziehen der Optik von hinten nach vorne — nicht umgekehrt — ist eine Beurteilung der Einzelheiten des mittleren und wenn erforderlich analog auch des unteren und oberen Nasengangs möglich.

2. Ätiologie und Pathogenese entzündlicher Erkrankungen der Stirnhöhle

Die *Ursachen* einer entzündlichen Stirnhöhlenerkrankung sind weitgehend identisch mit denen der Kieferhöhlenentzündung (s. II. A. 2. S. 29). Aus anatomischen Gründen scheiden dentogene Stirnhöhlenerkrankungen aus.

Wegen der günstigen Abflußverhältnisse (das Ostium frontale liegt gewöhnlich am tiefsten Punkt der Stirnhöhle) sind entzündliche Erkrankungen der Stirnhöhle wesentlich seltener als die der Kieferhöhle. Eine primär isolierte Entzündung der Stirnhöhle kommt kaum vor; häufiger ist sie zusammen mit Kieferhöhle und Siebbeinzellsystem erkrankt. Hat sich jedoch in der Stirnhöhle eine Sinusitis entwickelt, so kann durch den langen, teilweise engen Ausführungsgang die Ausheilung erschwert sein und sich ein isoliertes *Empyem* entwickeln (ZÖLLNER, 1974). In solchen Fällen erscheint die endoskopische Therapie in Erweiterung der Beckschen Bohrung nützlich.

3. Endoskopische Anatomie und Pathologie (Tafel X/4 u. 5)

Die Erkrankungen der Stirnhöhle entwickeln sich analog den pathologischen Veränderungen der Kieferhöhle (s. II. A. 2. S. 29). Der Formenreichtum, was Ausdehnung und Größe anbetrifft, ist jedoch bei der Stirnhöhle größer als bei der Kieferhöhle. Vor jeder Stirnhöhlenendoskopie sollte neben der *Nasennebenhöhlenübersichtsröntgenaufnahme* auch eine *seitliche Stirnhöhlenaufnahme* angefertigt werden, um einen Eindruck von der antero-posterioren Ausdehnung der betreffenden Stirnhöhle zu erhalten.

C. Keilbeinhöhle

1. Anatomie

Die beiden Keilbeinhöhlen können infolge unterschiedlicher *Pneumatisation*, oder durch die Schiefstellung der Scheidewand der Keilbeinhöhlen *Seitendifferenzen* aufweisen. Dies geht so weit, daß die Keilbeinhöhle der einen Seite die andere im Volumen um ein Mehrfaches übertrifft. Das *Septum sphenoidale* kann spontan dehiszent sein oder auch ganz fehlen.

Die *obere Wand des Sinus sphenoidalis* ist gewöhnlich dünn. Sowohl die *Sella turcica* als auch die Wand des *Canalis opticus* können in die Keilbeinhöhle vorspringen. Deshalb ist bei der Endoskopie der Bezirk des Keilbeinhöhlendaches und der oberen lateralen Keilbeinhöhlenwand für *Probeexzisionen* zu meiden. Seltener ist es, daß die Knochenschicht, die den Sehnervenkanal von der Keilbeinhöhle trennt, zwischen 4–7 mm dick ist (ZUCKERKANDL, 1892). Es ist auch möglich, daß der Sehnerv auf der einen Keilbeinhöhlenseite nur durch eine papierdünne Knochenlamelle vom Keilbeinhöhlenlumen abgetrennt, auf der anderen Seite aber durch eine dicke Knochenwand geschützt ist.

Die *seitliche Wand der Keilbeinhöhle* wird zum Teil durch den knöchernen Kanal der *A. carotis interna* gebildet. Diese Tatsache ist bei Probeexzisionen zu berücksichtigen, d. h., daß Probeexzisionen stets unter Sicht- sowie Bildwandlerkontrolle und nach Möglichkeit aus den unteren und medialen Bezirken der Keilbeinhöhle entnommen werden sollten. So ist eine Gefährdung des Sehnerven bzw. der A. carotis auszuschließen.

Die *vordere Wand der Keilbeinhöhle*, die bei der Endoskopie mit dem Trokar durchdrungen wird, ist am dünnsten. In der Vorderwand der Keilbeinhöhle befindet sich ein- oder doppelseitig ein *Ostium sphenoidale*, welches in der Mehrzahl der Fälle oberhalb der Mitte der vorderen Keilbeinhöhlenwand, nur wenige Millimeter vom Nasendach entfernt, gelegen ist (HAJEK, 1915). Das *Ostium sphenoidale* liegt im sog. *Recessus spheno-ethmoidalis*, der gegen die laterale Hälfte der Vorderwand der Keilbeinhöhle geneigt ist, so daß es bei der endoskopischen Untersuchung der Keilbeinhöhle nicht immer einstellbar ist. Je kleiner die Keilbeinhöhle, desto dicker sind die begrenzenden Knochenwände. Bei geräumiger Höhle können sie papierdünn werden.

Ähnlich wie in der Stirnhöhle gibt es in der Keilbeinhöhle zahlreiche Variationen von Knochenkämmen und Vorsprüngen, wodurch die verschiedenartigsten Recessus entstehen können.

2. Das endoskopische Bild (Tafeln XI/1–5 und XII/1)

Erkrankungen der Keilbeinhöhle sind seltener als in den übrigen Nasennebenhöhlen. Dies gilt vor allem für isolierte, entzündliche Veränderungen. Trotzdem sollte bei einseitiger akuter Erblindung, die augenärztlich nicht ursächlich zu klären ist, auch an eine Keilbeinhöhlenerkrankung gedacht und eine entsprechende diagnostische Klärung durch Röntgenschichtuntersuchungen und ggf. durch eine Endoskopie herbeigeführt werden. Erblindungen durch Keilbeinhöhlenmukozelenbildungen (BLUM u. LARSEN, 1973) und auch im Verlauf einer Tumorerkrankung wurden beschrieben. Zur Indikation der Keilbeinhöhlenendoskopie wurde bereits Stellung genommen (s. I. B. S. 10). Es läßt sich nicht ausschließen, daß mit zunehmender Erfahrung die noch relativ enge Indikationsstellung zu erweitern ist.

Bevor man sich zu einer Keilbeinhöhlenendoskopie entschließt, sollte die röntgenologische Diagnostik, einschließlich Schichtuntersuchungen, ausgeschöpft, eine *Nasopharyngoskopie* mit Probeexzision, notfalls auch durch die intakte Schleimhaut vorgenommen, sowie eine neurologische und ophthalmologische Untersuchung erfolgt sein.

Führen diese Untersuchungen nicht weiter, ist vor allem bei Verdacht auf Tumor im Keilbeinhöhlenbereich die Endoskopie mit Probeexzision unter Sicht angezeigt.

III. Therapeutische Möglichkeiten der Nasennebenhöhlenendoskopie

Führen konservative Behandlungsmaßnahmen bei subakuter bis chronischer entzündlicher Kieferhöhlen- und Stirnhöhlenerkrankung nicht zur Ausheilung, ist die operative Therapie unumgänglich. Es kann aber schwierig sein, aufgrund des Röntgenbildes, insbesondere nach Instillationsbehandlung, zu entscheiden, ob ein entzündlicher Prozeß ausgeheilt ist oder nicht. Dies gilt besonders wenn das typische Beschwerdebild fehlt.

Unsere Bemühungen nicht nur um die Verbesserung der Diagnostik vor Behandlung einer chronischen Nasennebenhöhlenaffektion, sondern auch um die Verbesserung der Verlaufsbeurteilung, führten zum Versuch, *endoskopische Therapie* zu betreiben.

Dies war nicht selbstverständlich, vor allem nicht bei Patienten, die zuvor schon vom Fachkollegen einer intensiven Diagnostik und Behandlung durch *blinde Spülung* unterzogen worden waren. Wir mußten uns dazu entschließen, in solchen Fällen gegen die übliche klinische Regel zu handeln und *nicht* unmittelbar eine radikale operative Sanierung durchzuführen bzw. nach jeder eingehenderen therapeutischen Manipulation, vor allem an der Kieferhöhle, wenigstens ein Fenster zum unteren Nasengang anzulegen.

Wir sahen mehrfach Patienten, z. B. zur *Fokussuche*, die trotz negativen Ausfalls der blinden Spülung endoskopisch das Vollbild einer chronisch-eitrigen Sinusitis maxillaris (mit stark eingedickten Eitermassen) boten. Solche Fälle heilten nach vollständiger endoskopischer Entfernung der Eitermassen und Abschwellen des Ostiums aus, *bevor* die stationäre Aufnahme zur *Kieferhöhlenradikaloperation* erfolgte. Daraufhin haben wir uns systematisch mit der Frage der *endoskopischen Therapiemöglichkeiten im Kieferhöhlenbereich*, aber auch an der Stirnhöhle, beschäftigt.

Aufgrund dieser Untersuchungen sind *folgende Feststellungen* zu treffen:

1. *In 20% der Fälle war es mit der herkömmlichen Diagnostik (Röntgenaufnahme, Ergebnis der blinden Probepunktion) nicht möglich, eine vorhandene Sinusitis maxillaris purulenta zu sichern.* Dies war der endoskopischen Untersuchung vorbehalten.

2. Endoskopische Vergleichsuntersuchungen unmittelbar nach Durchführung einer blinden Kieferhöhlenspülung ergaben, daß *nur in einem geringen Teil der Fälle eine vollständige Entfernung des eitrigen Kieferhöhleninhaltes durch eine blinde Spülung möglich ist*, vor allem, wenn es sich bei dem Nebenhöhleninhalt um eingedickten Eiter oder bröckelige Eitermassen im Sinne einer Sinusitis caseosa handelt.

3. Bei der mikrobiologischen Untersuchung des eitrigen Sekrets war, nach bereits außerhalb vorangegangener Anbehandlung, der Prozentsatz von *Pseudomonas aeruginosa-Besiedlung*, teilweise mit Mischinfektionen, *hoch*.

Wir hatten immer wieder den Eindruck, daß die allgemeine antibiotische Therapie zwar einen guten unterstützenden Effekt hatte; die *entscheidende Voraussetzung* für den Behandlungserfolg war jedoch die lokale Therapie mit Wiederherstellung der Drainage.

4. Bei der *Endoskopie* entsprechend *vorbehandelter Fälle* fiel auf, daß die Kieferhöhlenschleimhaut oft nicht in der Lage war, mit den instillierten Medikamenten fertig zu werden und sie nach außen zu transportieren. Zeitweise fanden wir Medikamentreste durch *Aspergillus superinfiziert* (Tafel V/6). Dies spricht zusätzlich für die endoskopische Behandlung mit *gezieltem* Einsatz entsprechender Lokaltherapeutika.

Um den Stellenwert der endoskopischen Therapie zu verdeutlichen, erscheint zunächst eine kurze Übersicht der bis heute üblichen Behandlungsmethoden subakuter und chronischer Entzündungszustände von Kiefer- und Stirnhöhle erforderlich.

A. Bisher angewandte Behandlungsmethoden der subakuten bis chronischen Nasennebenhöhlenentzündung

1. Kieferhöhle

Während GRÜNWALD 1893 schreibt, „daß die Behandlung eines nachgewiesenen *Kieferhöhlenempyems* ohne operatives Eingreifen aussichtslos ist", haben die verbesserten Möglichkeiten einer lokalen und allgemeinen medikamentösen, insbesondere antibiotischen Behandlung eine Änderung dieser vorwiegend operativen Einstellung gebracht. STÖRCK (1886) hat allerdings bereits im vorigen Jahrhundert chronische Kieferhöhlenempyeme ausschließlich durch Spülung von der natürlichen Öffnung her geheilt.

Die *blinde Spülung der Kieferhöhle*, entweder *stumpf* über eines der natürlichen Ostien oder *scharf* über die laterale Nasenwand im unteren Nasengang hat heute noch große praktische Bedeutung.

Sie verbindet den Vorteil einer schnellen und wenig aufwendigen diagnostischen Aussage mit der gleichzeitig möglichen Therapie. Es gibt Autoren, die als *Zugangsweg* für die *scharfe Spülung* die Fossa canina in der fazialen Kieferhöhlenwand bevorzugen (VAN ALYE, 1959; PETERSEN, 1973). *Vor allem die scharfe, blinde Punktion vom unteren Nasengang* beinhaltet aber die *Gefahr von Komplikationen* (WAGEMANN, 1964; HERRMANN, 1968). Es besteht die Möglichkeit der *submukösen*, sehr schmerzhaften *Flüssigkeitseinspritzung*. Durchstößt die Nadel versehentlich die seitliche, die hintere oder die obere Kieferhöhlenwand, können *Infektionen* in die Umgebung (Wange, Flügelgaumengrube, Augenhöhle) verschleppt werden. Die gefährlichste Komplikation ist bei submuköser Lage der Nadel die *Luftembolie*, auf die bereits HAJEK (1915) und auch MARX (1950) hinwiesen. Der Fall, über den HERRMANN 1968 berichtete, zeigt, daß sie auch heute noch vorkommt. Nicht zuletzt wegen dieser Komplikationsmöglichkeiten ist die scharfe Spülung vom unteren Nasengang nach Meinung NÜHSMANNS (1925) für eine *Dauerbehandlung der chronischen Sinusitis* nicht geeignet. Zahlreiche Autoren haben deshalb in den letzten Jahren die therapeutischen Möglichkeiten der Kieferhöhlenspülung durch gleichzeitige Einlage eines *Kunststoffdauerspülröhrchens* erweitert (CALICETI u. SILIMBANI, 1958; CONLEY, 1947; FINE, 1958; FIOR u. PINCINI, 1958; FORMAN, 1947; RIEDER, 1958; SCHOBEL, 1955). Dadurch ist die tägliche Durchspülung ohne wiederholte Punktion möglich. Diese Form der Behandlung ist aber vor allem für Kinder psychisch belastend.

HÜNERMANN war einer der ersten (1940), der für eine *Instillationsbehandlung der Kieferhöhle* eintrat. Er füllte die Kieferhöhle mit Lebertran und berichtete über gute Erfolge. Seit Beginn der chemotherapeutischen Ära wurde die Instillation von Sulfonamiden und Antibiotika, vorwiegend in Gelen, immer mehr angewandt.

Die *Depot-Behandlung mit Sulfonamiden* (EHRLER, 1952; MITSCHKE, 1952; RAUCH, 1950; SCHÜLE, 1954; SWIK, 1956; UTECH, 1952) bzw. *Penicillin* (BRUK, 1956; FAIER, 1948; HOHLBRUGGER, 1950; SCHNURBUSCH, 1955) stieß jedoch vorwiegend aus Gründen der zunehmenden Erregerresistenz auf kritische Stimmen (DAVISON, 1950; DOYEN, 1952; KREJCI u. FISCHER, 1954). Bei der Weiterentwicklung von *Kieferhöhleninstillationspräparaten* wurde der sich häufenden *Resistenz* gegen Penicillin dadurch Rechnung getragen, daß man Breitbandantibiotika (Tetracycline, Neomycin) instillierte (BRODHAGE, 1960/61).

Die Erkenntnis, daß es bei 70–80 % der chronischen Sinusitiden (SILCOX, 1952) zu einer Sensibilisierung der Schleimhaut durch bakterielle Endo-Exotoxine gekommen ist (BRASCHE, 1957), häufig mit dem Resultat einer vasomotorisch-allergischen Schleimhautschwellung (MOUNIER-KUHN, 1960; SCHNURBUSCH, 1955; TEICHERT, 1968; ZELENY u. FAJSTAVR, 1965), ergab in logischer Konsequenz, daß diesen Instillationspräparaten mit gutem Resultat ein Antihistaminikum oder ein Kortikosteroid beigegeben wurde (BRASCHE, 1957).

NAUMANN (1964) fordert für die als Wirkstoffträger dienenden Gele, daß sie völlig reizlos und rasch resorbierbar sein oder sich schnell verflüssigen müssen, so daß sie aus der Höhle binnen weniger Tage eliminiert werden können. Zähflüssige Öle und fetthaltige Salbenemulsionen sind als Vehikel ungeeignet (GASTPAR, 1971), da sie schlecht bzw. nicht resorbierbar sind, zu Irritationen des schon vorgeschädigten Ziliarapparates, Fremdkörperreizung, Verklumpung und damit Ablagerung in dem erkrankten Sinus führen können (DESPONS u. LE MOUEL, 1959; GASTPAR, 1970; GRÜNBERG, 1971a; HERRMANN, 1968; PROETZ, 1953).

GASTPAR (1971) ist aufgrund guter eigener klinischer Erfahrungen und der tierexperimentellen Untersuchungen von BURI der Meinung, als Wirkstoffträger ein dünnflüssiges, fettfreies und isotones Hydrogel aus Methylzellulose empfehlen zu können.

BREUNINGER (1973) betont, daß bei jeglicher Form der Instillationstherapie ein durchgängiges Kieferhöhlenostium Voraussetzung sei. Nur dann ist gewährleistet, daß keine Depotpräparatrückstände in der Kieferhöhle bleiben.

Führen die geschilderten konservativen Maßnahmen nicht zu einer Ausheilung, muß die *operative Therapie* erfolgen. Am Anfang oder gleichzeitig mit einer operativen Behandlung chronischer Kieferhöhlenentzündungen hat selbstverständlich die *Beseitigung eventueller Entzündungsursachen in der Umgebung der Kieferhöhle* zu erfolgen. Dies betrifft bei Kindern die *Rachenmandelhypertrophie* und bei Erwachsenen *in der Nase lokalisierte Behinderungen der Nebenhöhlenbelüftung*.

Die *Operationstechniken* zur Behandlung chronisch-entzündlicher Kieferhöhlenerkrankungen sind im Prinzip bereits um die Jahrhundertwende so angegeben worden, wie sie heute noch angewandt werden. Die verschiedensten Modifikationen ändern nichts an dieser Feststellung.

Die *konservativen transnasalen Eröffnungen der Kieferhöhle*, deren Hauptanliegen die Schaffung einer großen dauerhaften Öffnung von der Kieferhöhle zur Nase ist (VON MIKULICZ, 1886; LOTHROP, 1896; CLAOUÉ, 1902 zit. nach ECKEL), erlauben nur im beschränkten Umfang eine Ausräumung der erkrankten Schleimhaut. Die Modifikation nach HALLE (1930) und UNTERBERGER (1932b) durch zusätzliche Maßnahmen an der unteren und mittleren Nasenmuschel dienen zur Verbesserung des Zugangs.

STURMANN (1908, 1910) ging transnasal insofern originell vor, als er durch *Resektion der Crista piriformis* die Kieferhöhle übersichtlich eröffnete. Diese Art der Operation eignet sich nach ECKEL (1964) besonders zur Behandlung von Kindern und verhindert eine Schädigung der Zahnanlagen. Im Gegensatz dazu ist es mit der Kieferhöhlenradikaloperation nach CALDWELL (1893), LUC (1897, zit. nach MACBETH, 1971) bzw. der noch etwas radikaleren Modifikation nach DENKER (1905) möglich, die Kieferhöhle vom Mundvorhof aus über die Fossa canina breit zu eröffnen, die gesamte Schleimhaut zu entfernen und von der Kieferhöhle her ein Fenster zum unteren Nasengang anzulegen.

Bei Versagen der Spülbehandlung wird heute überwiegend die Kieferhöhlenradikaloperation durchgeführt, obwohl konservative endonasale Eingriffe bei einer ganzen Zahl von subakuten und auch chronischen Empyemen sehr zufriedenstellende und schonende Behandlungsmethoden sind und häufiger angewandt werden sollten (HAJEK, 1923; ECKERT-MÖBIUS, 1938; ZANGE u. SCHUCHARDT, 1950; PRIETZEL, 1943).

In Japan, wo die chronische Sinusitis häufig ist, bemühen sich in den letzten 10 Jahren mehrere Autoren, durch verfeinerte Diagnostik zu einem differenzierten therapeutischen Vorgehen zu kommen (TAKAHASHI, 1967a, b; OKUDA, 1967). Neuerdings wird auch im deutschen Schrifttum wieder darauf hingewiesen, daß die *endonasale Kieferhöhlenoperation* vor allem bei Kindern (Schonung der Zahnanlagen!) durchaus wichtige Indikationen und gute Erfolge aufzuweisen hat (HECKENAST, 1970; LINK, 1969; WIGAND u. STEINER, 1977). LEGLER (1974) empfiehlt ebenfalls eine abgewogene Indikationsstellung zur radikalen Kieferhöhlenoperation mit dem Hinweis, daß ungünstige narbige Ausheilungszustände mit Schleimzystenbildung und Wiederkehr der Beschwerden nicht selten sind. Aufgrund eigener endoskopischer Untersuchungen kommt MÜLLER-SCHELKEN als Kieferchirurg zu derselben Aussage.

Durch sinuskopische Verlaufsuntersuchungen konnten SCHMIDSEDER u. LAMBRECHT (1977) entgegen der bisherigen Lehrmeinung nachweisen, daß bei sekundärem plastischem Verschluß von Mundantrumfisteln bei chronischer Sinusitis maxillaris eine Caldwell-Luc-Operation fast immer zu vermeiden ist.

Die *Frage einer Zahnschädigung nach radikalen Kieferhöhlenoperationen* hat immer wieder die Operateure bewegt. Bis heute konnte noch keine Übereinstimmung zu dieser schwierig zu lösenden Frage gefunden werden. Durch fortentwickelte *Sensibilitäts- und Vitalitätsprüfungen* lernte man zu unterscheiden zwischen einer Sensibilitäts- und Vitalitätsstörung der Pulpa. NAGEL (1932) fand nach der Caldwell-Lucschen und auch nach der Denkerschen Operation im Gegensatz zu AMERSBACH (1926) nur selten eine An- oder Hypästhesie der Pulpa. Die Anästhesie betraf fast immer den Eckzahn. Eine *Pulpanekrose* konnte bei anästhetischen Zähnen klinisch ausgeschlossen werden. In den meisten Fällen ist die Normästhesie der Wurzelhaut nach einem halben Jahr wiederhergestellt, oder eine noch vorhandene Hypästhesie wird von dem Patienten nicht mehr bemerkt.

Die *Behandlungsergebnisse der radikalen Kieferhöhlenoperation* sind in etwa 90% der Fälle gut. Die von BELLMANN (1920), DEBBERT (1962), P. HERRMANN (1962) und MARX (1949) veröffentlichten Ergebnisse beziehen sich jedoch in erster Linie auf die unmittelbaren Operations- und Entlassungsbefunde. Bei Langzeitbeobachtungen konnten diese günstigen Ergebnisse nicht in vollem Umfang bestätigt werden. DEBBERT (1962), FLEMMING u. Mitarb. (1967), P. HERRMANN (1962), REDDINGIUS (1954), ZIEMEN (1953) und auch HILGENSTÖHLER (1972) betonen, daß bei ausgeprägter chronischer Sinusitis mit polypös-hypertrophischen Schleimhautveränderungen oder mit langdauernden Eiterungen ein sehr gutes Heilergebnis zu erzielen sei, wenn der Prozeß auf die Kieferhöhlen und das Siebbein beschränkt ist. Wesentlich schlechter werden die Operationsergebnisse bei Sinusitiden mit geringfügiger Schleimhautschwellung, die sich röntgenologisch in Form eines Wandbegleitschattens darstellen. Bei der Spätnachbefragung (8 Monate bis 10 Jahre nach der Operation) von HILGENSTÖHLER (1972) waren von 368 Patienten 263 (71,5%) vollständig geheilt. Bei 60 Patienten (16,3%) kam es zwar zu einer Heilung ihrer präoperativ geklagten Beschwerden; sie berichteten jedoch über *unerwünschte Operationsfolgen* (Schmerzen und Mißempfindungen im Versorgungsgebiet des N. infraorbitalis, vermehrter Tränenfluß, Geruchsstörung, ausgeprägte Borkenbildung in der Nase). 45 Patienten (12,2%) wurden durch die operative Therapie nicht geheilt; in 13 Fällen konnte durch eine Nachoperation keine Heilung erzielt werden.

2. Stirnhöhle

Obwohl für die Stirnhöhle eine ähnliche Vielzahl konservativer, technisch einfacher, operativer Maßnahmen nicht zur Verfügung steht, und die blinde Spülung wegen der anatomischen Verhältnisse von den meisten Autoren abgelehnt wird, sollte vor einer

Stirnhöhlenradikaloperation im Sinne von JANSEN-RITTER (JANSEN, 1894; RITTER, 1906; die am häufigsten durchgeführte Operationsmethode) die Indikation zur endoskopischen Untersuchung und Therapie der Stirnhöhle überprüft werden. Sie stellt eine technische Weiterentwicklung der *Stirnhöhlentrepanation nach* KUHNT (1895) dar, mit dem Unterschied, daß für die Trepanation der Bohrer und zur besseren Beurteilung ein modernes Endoskop benützt wird (BOENNINGHAUS, 1974; DRAF, 1975). Die von KUHNT erstmals angegebene einfache Trepanation der Stirnhöhle wurde später als Probebohrung in einen etwas kleineren Eingriff umgewandelt, von KÜMMEL (1921) und BECK (1933) angewandt und propagiert (BECK, 1937). BECK hebt als Vorteil der Probebohrung hervor, daß nach Absaugen des Sekrets aus der Stirnhöhle die Behandlung in einer funktionell geschlossenen Höhle stattfindet im Gegensatz zur weiter eröffneten Stirnhöhle bei der Trepanation. Seit dieser Zeit ist die Kümmel-Becksche Bohrung ein fester Bestandteil des therapeutischen Repertoires in der Stirnhöhlenbehandlung. Eine Beurteilung der Schleimhaut ist allerdings nicht möglich.

Zusammenfassend ist zur bisher geübten Therapie subakuter bis chronischer Entzündungszustände in Kiefer- und Stirnhöhle festzustellen, daß die Literatur über eine Reihe von Mißerfolgen der konservativen und operativen Maßnahmen berichtet. Sie sind unserer Meinung nach darauf zurückzuführen, daß die präoperative Diagnostik nicht ausreichend war; sei es, daß eine langwierige konservative Therapie in Fällen versucht wurde, wo sie nicht mehr sinnvoll war, sei es, daß eine allzu großzügig indizierte Radikaloperation die Beschwerden nicht besserte oder/und zusätzlich operationsbedingte Nachteile entstanden.

Daraus ergab sich für uns die routinemäßige Anwendung der Nasennebenhöhlenendoskopie zur *Diagnostik*. Andererseits resultiert aus diesen Überlegungen der Versuch des *therapeutischen Einsatzes* der Nasennebenhöhlenendoskopie in Kiefer- und Stirnhöhle.

B. Technik und Erfahrungen mit der endoskopischen Therapie von entzündlichen Veränderungen in Kiefer- und Stirnhöhle

Mit Erfolg wenden wir die Kieferhöhlen- bzw. Stirnhöhlenendoskopie in folgenden Fällen *therapeutisch* an:
 1. Bei der subakuten bis chronisch-eitrigen Sinusitis
 2. Bei der eitrig bis polypösen Sinusitis maxillaris im Kindesalter mit gleichzeitiger Fensterung der Kieferhöhle

3. Beim „Mukosinus"
4. Zur Abtragung sog. „solitärer Zysten"
5. Zur Entfernung von verschleppten Zahnwurzeln und Wurzelfüllungen.

1. Die endoskopische Behandlung der eitrigen Sinusitis

a) Kieferhöhle

Indikation. Nachdem wir in Vergleichsuntersuchungen nachweisen konnten, daß eine eitrige Sinusitis maxillaris häufiger vorliegt, als dies allein durch blinde Spülung und Röntgenuntersuchung nachweisbar ist, daß weiterhin durch die blinde Spülung nur in einem Teil der Fälle das eitrige Sekret vollständig aus der Kieferhöhle entfernt werden kann und schließlich eine eindeutige Aussage über die Durchgängigkeit des Ostiums nicht zu machen ist, *sollte der Versuch der endoskopischen Beurteilung und Therapie bei der eitrigen Sinusitis maxillaris von vorneherein durchgeführt werden, wenn sich aufgrund des Beschwerdebildes bzw. des Röntgenbefundes ein entsprechender Verdacht ergibt.* Der Eingriff ist für den Patienten beim Vorgehen über die Fossa canina nicht belastender als die blinde Spülung. Er beinhaltet als Vorteile eine sichere Diagnosestellung, die vollständige Reinigung der Kieferhöhle, eine einwandfreie Beurteilung der Durchgängigkeit des Ostiums und eine klare Indikationsstellung zur Instillationstherapie. Die Instillationstherapie sollte unabhängig vom angewandten Medikament nur durchgeführt werden, wenn die Drainage der Kieferhöhle gesichert ist. Die Ablagerung von Medikamentenresten in der Kieferhöhle, womöglich mit sich aufpropfender Sekundärinfektion (Aspergillus! Tafel V/6), kann dadurch weitestgehend vermieden werden.

Die *endoskopische Therapie* bei der eitrigen Sinusitis maxillaris ist *auch dann noch indiziert, wenn eine konservative Therapie mit abschwellenden Nasentropfen mit Antibiotika unter Einschluß der mehrfachen blinden Spülung versagt hat.* Wir haben zahlreiche derartige Fälle gesehen und feststellen können, daß nach der blinden Spülung durch verbliebene Eiterreste im Ostium maxillare die Drainage blockiert war. *Erst nach Versagen der endoskopischen Therapie,* bzw. wenn sich dabei zeigt, daß die Schleimhautveränderungen extrem sind, halten wir die *Kieferhöhlenradikaloperation für gerechtfertigt.*

Therapeutisches Vorgehen (Tafel XII/2). Die Technik bis zur Einführung der Optik ist wie beschrieben (s. I. D. 1a, b, S. 18). Stellt man eine eitrige Sinusitis maxillaris fest, empfiehlt es sich, einen

Abstrich zur Erregerbestimmung und Resistenztestung zu entnehmen. Anschließend wird der Kieferhöhleninhalt abgesaugt bzw. im Wechsel durch Spülung mit Ringerlösung und Saugen entfernt. Bei ausgeprägten Fällen von Sinusitis caseosa oder, wenn sich eingetrocknete Medikamentreste in der Kieferhöhle befinden, kann man diese Reste mit dem Sauger zerstückeln und als kleine Teile absaugen. Ist der Detritus entfernt, erfolgt die Prüfung der Durchgängigkeit des Ostium maxillare. Dabei wird der Kopf des Patienten in eine Optimumstellung hinsichtlich des Abflusses gebracht, d. h., maximal zurückgebeugt und nach der der betroffenen Kieferhöhle entgegengesetzten Seite gedreht. Ist das Ostium nicht durchgängig, erfolgt die Spülung mit Privin 1:1000. Dadurch ist in den allermeisten Fällen eine Durchgängigkeit zu erzielen.

Nur wenn die Drainage funktioniert, ist eine Instillationsbehandlung sinnvoll. Das betreffende Medikament wird allerdings — und das halten wir für sehr wichtig — bis maximal zur Hälfte des Lumens der Kieferhöhle instilliert, um den Transportmechanismus des Schleimhautziliarapparates nicht zu sehr zu belasten. Wir bevorzugen Vibrocil-Gel. Neben dem guten therapeutischen Effekt hat es den Vorteil, daß es farblos ist und bei endoskopischen Kontrollen nicht mit Pus verwechselt werden kann. Bei diesem Vorgehen haben wir später nie Gelreste in der Kieferhöhle nachweisen können.

Wird das Ostium der Kieferhöhle auch nach mehrfachen Privinspülungen nicht durchgängig, muß beim Vorliegen einer eitrigen Sinusitis maxillaris eine Drainage der Kieferhöhle zum unteren Nasengang in Form der endonasalen Kieferhöhlenfensterung angelegt werden, um einer Wangenphlegmone vorzubeugen. Diese Komplikation sahen wir in knapp 1% bei eitriger Sinusitis, bis wir bei Verschluß des Ostiums immer die Fensterung angeschlossen haben.

Bei zwei Patienten, denen nach dem endoskopischen Befund mit Sinusitis caseosa und erheblichen Schleimhautveränderungen zur Kieferhöhlenradikaloperation geraten worden war, konnte durch die ausdrücklich gewünschte zweimalige endoskopische Therapie der Prozeß zur Ausheilung gebracht werden. Beide Fälle liegen drei Jahre zurück.

Die endoskopischen Maßnahmen werden medikamentös durch Schleimhaut-abschwellende Nasentropfen und ein Breitbandantibiotikum (Tetracyclin) unterstützt.

b) Stirnhöhle

Indikation. Die Stirnhöhlenendoskopie ist indiziert, wenn bei Vorliegen des klinischen Beschwerdebildes konservativ medikamentöse Maßnahmen, einschließlich des Abspreizens der mittleren Muschel ohne Erfolg geblieben sind.

Therapeutisches Vorgehen. Die Eröffnung der Stirnhöhle mit dem Bohrer und das Einführen des Endoskops wurde in I. D. 2. S. 23 beschrieben. Zeigt sich, daß die Veränderungen der Schleimhaut nicht allzu schwerwiegend sind, wird ähnlich wie bei der Kieferhöhle nach Entnahme eines Abstrichs die Stirnhöhle durch Spülung bzw. Absaugen gereinigt und versucht, durch Spülungen die Drainage herzustellen. Ist dies nicht möglich, wird nach Einlage eines Kunststoffdrains, der durch eine Hautnaht fixiert wird, in den nachfolgenden Tagen durch Instillation von Privin bzw. Kortikosteroiden bei gleichzeitiger antibiotischer Behandlung und Gabe von Nasentropfen versucht, das Ostium frontale durchgängig zu machen. Gelingt dies, so wird auch hier eine kleinere Menge von Vibrocil-Gel instilliert und zweimal täglich durchgespült. Nach Abklingen der Beschwerden und einwandfreier Durchgängigkeit des Ostium frontale kann die Kunststoffdrainage entfernt werden. Die Hautinzision wird mit zwei feinen Einzelknopfhautnähten versorgt. Um eine unschöne Einziehung der Narbe zu vermeiden, empfiehlt sich vor den Hautnähten eine Periostnaht mit Catgut.

Die *bisherigen Erfahrungen* in der endoskopischen Therapie der eitrigen Sinusitis sind *zusammenfassend*:

1. Durch die gezielte, unter Sicht kontrollierbare sinuskopische Behandlung ist ein großer Teil der subakuten bis chronischen Kieferhöhlen- und Stirnhöhleneiterungen gut therapeutisch zu beeinflussen, auch wenn die übliche medikamentöse und blinde Spülbehandlung versagt hat.

2. Auf die Kieferhöhlen- und Stirnhöhlenradikaloperation kann in vielen Fällen verzichtet und den Patienten ein evtl. operationsbedingter Nachteil erspart werden.

3. Der Nachweis, daß die im Sitzen durchgeführte blinde Spülung der Kieferhöhle, sowohl was die vollständige Entfernung des Eiters als auch die Schaffung ausreichender Drainageverhältnisse anbetrifft, sehr häufig insuffizient ist, läßt eine Verbesserung der therapeutischen Erfolge durch primär endoskopische Behandlung naheliegend erscheinen.

2. Therapie der eitrigen und polypösen chronischen Sinusitis maxillaris im Kindesalter

Indikation und therapeutisches Vorgehen. In allen Fällen chronischer, therapieresistenter Sinusitis maxillaris im Kindesalter, bei denen nach Adenotomie und medikamentöser Behandlung keine Ausheilung zu erzielen ist, führen wir etwa ab dem 3. Lebensjahr die Endoskopie der Kieferhöhle durch. Dies geschieht in Vollnarkose und bis zum 8./9. Lebensjahr, um eine Gefährdung der Zahnanlagen auszuschließen, über den unteren Nasengang. So lassen sich eine eindeutige Befunderhebung durchführen, hyperplastische, polypöse Schleimhautanteile unter Sicht abzupfen und die durch den Trokar geschaffene Öffnung im Sinne einer endonasalen Fensterung erweitern. Dies geschieht problemlos mit der auf dem Knochenkamm der Trokaröffnung reitenden Blakesly-Zange. In der Mehrzahl der Fälle ist eine dauerhafte Ausheilung der Sinusitis zu erzielen.

3. Therapie des „Mukosinus"* (Tafel XII/3)

a) Kieferhöhle

Indikation. In einer Reihe von Fällen, manchmal ohne pathologischen Röntgenbefund, konnten wir beim Vorliegen von diffusen Wangenbeschwerden endoskopisch nachweisen, daß die Kieferhöhle mit zähem, klebrigem Schleim angefüllt war. Die Indikation zum therapeutischen Vorgehen ergab sich aufgrund des zunächst diagnostischen Eingriffs bei vorhandenen Beschwerden und negativem Röntgenbefund.

Therapeutisches Vorgehen. Absaugen des zähen klebrigen Schleims, der als Hinweis auf eine allergische Genese eine erhebliche Ansammlung von eosinophilen Leukozyten enthalten kann.

Nach Absaugen des Schleims erscheint die Schleimhaut oft nur geringgradig verdickt. Das Ostium wird nach Privinspülung häufig durchgängig. Ist dies nicht der Fall, sollte aus therapeutischen Gründen eine Fensterung zum unteren Nasengang angelegt werden. Als Nachbehandlung hat sich neben der Gabe von Otriven-Millicorten eine dreiwöchige Celestamine-Behandlung (drei Tage 3×1 Tablette, zwei Tage 2×1 Tablette, dann täglich 1 bis $1/2$ Tablette) bewährt. Da eine Superinfektion meist nicht vorliegt, verzichten wir auf die Instillationsbehandlung, um eine zusätzliche Belastung der Schleimhaut zu vermeiden.

---

* Die Bezeichnung „Mukosinus" wurde gewählt, da in der Pathogenese des „Mukotympanon" und des „Mukosinus" wahrscheinlich Zusammenhänge bestehen.

b) Stirnhöhle

In unserem Material fanden wir in der Stirnhöhle einen mit einem Kieferhöhlenmukosinus vergleichbaren Fall nicht; wahrscheinlich deshalb, weil die Stirnhöhlenendoskopie wesentlich seltener durchgeführt werden muß. Beim Vorliegen einer ausgebildeten Mukozele der Stirnhöhle ist die Stirnhöhlenoperation im Sinne von Ritter-Jansen mit breitem Zugang der Stirnhöhle über das ausgeräumte Siebbein zur Nase vorzunehmen. Grundsätzlich würden wir jedoch auch bei der Stirnhöhle in ähnlicher Weise wie bei der Kieferhöhle vorzugehen versuchen, so lange keine ausgebildete Mukozele mit Erweiterung der Stirnhöhle vorhanden ist.

Bei systematischer Anwendung der Nasennebenhöhlenendoskopie sieht man häufig einen Befund im Sinne eines Mukosinus. Klinisch liegt nicht selten gleichzeitig das Bild einer Rhinopathia vasomotoria vor. Sehr wahrscheinlich ist der *Mukosinus* in *Analogie zum Seromukotympanon des Mittelohres* zu sehen und eine Zunahme nicht zuletzt auch mit der häufigen ungezielten Anwendung von Antibiotika zu erklären. Ähnlich wie im Mittelohr die sog. Paukendrainage vielfach erfolgreich ist, hat sich bei der Kieferhöhle die endoskopische Behandlung, ggf. mit Anlegen eines Fensters zum unteren Nasengang bewährt.

4. Abtragung „solitärer Zysten" (Tafel XIII/1–3)

a) Kieferhöhle

Indikationsstellung. Röntgenologisch zystenverdächtige Verschattung ohne nennenswerte Beschwerden (z.B. im Rahmen der Fokussuche, zum Ausschluß eines Tumors bei rezidivierendem Nasenbluten).

Patienten mit lokalisierten Wangen- oder Stirnkopfschmerzen oder auch diffusen Kopfschmerzen, die röntgenologisch eine zystenverdächtige Verschattung bieten.

Therapeutisches Vorgehen. Einführung des Trokars und der Optik zur Klärung der Situation. Für die endoskopische Therapie ist eine Unterscheidung zwischen echten Zysten, falschen Zysten und Polypen von nicht so großer Bedeutung wie die Feststellung, ob die übrige Schleimhaut unauffällig ist und die Drainage der betreffenden Nebenhöhle einwandfrei funktioniert. Ist die gesamte Schleimhaut ausgeprägt chronisch entzündet oder polypös verändert und die Drainage nicht gewährleistet, ist eine Radikaloperation nicht zu umgehen. Finden wir aber eine oder auch zwei Zysten bei im übrigen reizloser Schleimhaut, sind die Zysten *endoskopisch* abzutragen und die übrige Schleimhaut zu belassen. Nach Einführung der starren und der flexiblen optischen Biopsiezange konnten wir in den meisten Fällen von solitärer Zystenbildung unser Ziel, Diagnose und Therapie in *einem* Eingriff zu verbinden, erreichen.

Zunächst wird mit der optischen Zange die Zyste eröffnet. Die dann kollabierte Zystenwand kann mit dem Sauger in mehreren Schritten an der Hinterwand der Kieferhöhle am liegenden Patienten so plaziert werden, daß sie mit der optischen Biopsiezange gut zu fassen ist. Den Nachteil des kleinen Gesichtsfeldes mit der 2,7 mm 0°-Geradeausoptik bzw. 30°-Winkeloptik, wenn wir die flexible Zange benützen, gleichen wir dadurch aus, daß wir zwischendurch mit der 4 mm starken 70°-Optik die Situation beurteilen. Nach einiger Übung ist es uns auf diese Weise meist gelungen, solitäre Zysten und Polypen vollständig von *einem Zugang* zu beseitigen und auf das von HELLMICH u. HERBERHOLD (1971) vorgeschlagene bimeatale Vorgehen zu verzichten. Rezidive haben wir nach mehrmonatiger Kontrolle nur dann gesehen, wenn es nicht gelang, die Zyste vollständig abzutragen.

Bei den *ersten* Versuchen der endoskopischen Zystenabtragung benötigt man gelegentlich mehr Zeit als zu einer Kieferhöhlenradikaloperation. Mit entsprechender Erfahrung gelingt dies in wenigen Minuten.

b) Stirnhöhle

Indikation. Zystenverdächtige Verschattungen der Stirnhöhle mit und ohne Beschwerden.

Therapeutisches Vorgehen. Einführen des Trokars und der Optik. Abtragen von zirkumskripten zystischen Schleimhautveränderungen wie bei der Kieferhöhle. Insgesamt sind derartige Veränderungen in der Stirnhöhle jedoch sehr selten.

Zusammenfassend ist festzustellen:
1. Die *Abtragung solitärer Zysten* bei sonst unauffälliger Schleimhaut und einwandfreier Drainage ist eine *Domäne der endoskopischen Therapie*. Diese Patienten bieten häufig zwar röntgenologisch eine Veränderung, sind aber entweder beschwerdefrei oder das Beschwerdebild ist diffus. Hier kann man endoskopisch zu einer eindeutigen Diagnose, ohne wesentliche Nachteile für den

Patienten kommen, und ggf. gleichzeitig eine Therapie anschließen.

Wir haben auch einige Fälle von eiterhaltigen Zysten gesehen, die nur endoskopisch als Fokus verifiziert und gleichzeitig beseitigt werden konnten. Vielfach wird so eine Kieferhöhlenradikaloperation vermieden.

2. Auffallend war, daß bei Patienten, die röntgenologisch eine zystenverdächtige Verschattung boten und bei denen gleichzeitig lokalisierte Schmerzen im Wangen- und Stirnbereich vorlagen, durch die endoskopische Zystenabtragung die Beschwerden vollständig beseitigt werden konnten. Dies war vor allem dann der Fall, wenn die Zysten so groß waren, daß dadurch die Ostiumdrainage blockiert wurde.

In Fällen mit unklaren Kopfschmerzen, aber pathologischem Kieferhöhlenröntgenbefund kann so, durch den kleinstmöglichen Eingriff differentialtherapeutisch die Kieferhöhle als Ursache der Beschwerden ausgeschlossen werden.

Wie unsere Erfahrungen aus der Schmerzkonferenz des Mainzer Anästhesiologischen Instituts (Prof. Dr. R. FREY u. Prof. Dr. U. GERBERSHAGEN) in Zusammenarbeit mit Kollegen der verschiedensten Fachgebiete zeigten, sollte man bei chronischen Kopfschmerzpatienten die Indikation zur Kieferhöhlenradikaloperation nur nach sorgfältiger Diagnostik stellen, damit das Beschwerdebild dieser psychisch schwierigen Patienten durch objektivierbare oder funktionelle postoperative Schmerzen nicht noch verschlimmert wird.

5. Endoskopische Entfernung von Zahnwurzelresten und Wurzelfüllungen (Tafel VIII/1)

In der zahnärztlichen Praxis ist es nicht immer vermeidbar, daß bei schwierigen Extraktionen Wurzelreste und nach Wurzelbehandlung Füllungen in die Kieferhöhle verschleppt werden. Entzündliche Veränderungen und Fremdkörperreaktionen der Kieferhöhlenschleimhaut können die Folge sein. Es ist verständlich, daß sich Zahnarzt und Patient nicht gerne zu einer zusätzlichen Kieferhöhlenoperation nach Caldwell-Luc entschließen. Da die Kieferhöhlenendoskopie ein vergleichsweise kleiner Eingriff ist, bekamen wir mehrere derartige Patienten überwiesen. Durch die ambulante Kieferhöhlenendoskopie konnten in allen Fällen Wurzelreste beziehungsweise verschleppte Wurzelfüllungen mühelos entfernt und negative Folgen vermieden werden.

C. Nebenerscheinungen und Komplikationen der Nasennebenhöhlenendoskopie

1. Kieferhöhle

Selten treten vorübergehend *Parästhesien* im Bereich des Dens incisivus und des Dens caninus der betreffenden Seite auf. Diese Parästhesien verschwinden innerhalb weniger Tage, spätestens Wochen.

Es ist wichtig, den Patienten darauf hinzuweisen, für zwei Tage nach der Kieferhöhlenendoskopie festes Schneuzen mit Aufblasen der Wangentaschen zu unterlassen. Geschieht dies trotzdem, kann postoperativ ein *Hautemphysem* im Wangenbereich entstehen. In den wenigen derartigen Fällen, die wir sahen, wurde das Emphysem stets schnell resorbiert.

Liegt eine eitrige Sinusitis maxillaris vor, muß nach Beendigung des Eingriffs sicher sein, daß über das Ostium maxillare eine ausreichende Drainage der Kieferhöhle erfolgt. Ist dies nicht der Fall, sollte zur Vermeidung einer *Wangenphlegmone* ein Fenster über den unteren Nasengang angelegt werden. Solange wir nicht routinemäßig so vorgingen, haben wir in unserer Reihe von ca. 1000 Endoskopien insgesamt fünfmal diese Komplikation gesehen.

Eine stärkere *Blutung* nach Kieferhöhlenendoskopie haben wir nur bei einem Patienten beobachtet, der uns erst nach dem Eingriff erzählte, daß es auch nach Zahnextraktion immer wieder zu Nachblutungen gekommen sei. Die Blutgerinnungsanalyse ergab den Verdacht auf eine Thrombozytenschwäche.

Eine schwerwiegende Komplikation, Verletzungen der Nachbarschaft oder eine Luftembolie sahen wir nicht.

2. Stirnhöhle

Bei der Stirnhöhlenendoskopie ist auf Schonung des N. supraorbitalis zu achten, um *Parästhesien* oder Hypästhesien in dessen Versorgungsbereich zu vermeiden. Nennenswerte *Blutungen* oder eine *Verletzung der Stirnhöhlenhinterwand* kommen bei vorsichtigem Vorgehen nicht vor.

3. Keilbeinhöhle

Eine stärkere *Blutung* oder eine *Liquorfistel* durch Verletzung der knöchernen Begrenzung zur mittleren Schädelgrube, einschließlich Dura, sind bei vorsichtiger Manipulation vermeidbar.

Wie bereits veröffentlicht (DRAF, 1975), verlor einer unserer Patienten mit einem bis in die Schädelbasis ausgedehnten Tumor bei Destruktion der lateralen Keilbeinhöhlenwand nach der Inspektion der linken Keilbeinhöhle sein linkes Augenlicht. Eine retrobulbäre Blutung konnte durch die sofortige transethmoidale Revision von außen ausgeschlossen werden. Die endoskopische Öffnung zur Keilbeinhöhle lag ebenfalls richtig. Die Probeexzisionen, welche während der Untersuchung unter Sicht von der Hinterwand entnommen worden waren, ergaben nirgends Nervengewebe, so daß eine direkte Läsion des N. opticus durch die Probeexzision weitgehend auszuschließen war.

Zur Erklärung des *Visusverlustes* bieten sich unserer Meinung nach zwei Möglichkeiten an: entweder kam es durch die Probeexzision bei freiliegendem N. opticus zu einer indirekten Zerrung des Nerven oder durch die mehrfachen Spülungen mit Privin zu einer Kontraktion der N. opticus-Begleitgefäße mit Ischämie des Nerven. Der Visusverlust ist aber sicher nicht der Endoskopie als solcher anzulasten, sondern eine Komplikation, wie sie allgemein bei Eingriffen im Siebbein- und Keilbeinbereich vorkommen kann.

IV. Schlußbetrachtung

Die Entwicklung von Kaltlicht, Glasfiberlichtleitern und neuen hervorragenden Optiken haben die technische Ausrüstung für die Nasennebenhöhlenendoskopie auf einen hohen Stand gebracht. Es erschien uns deshalb im Interesse unserer Patienten lohnend, in langjährigen klinisch-experimentellen Untersuchungen zu überprüfen, ob die bisherige, routinemäßige Diagnostik von Kiefer-, Stirnhöhlen- und Keilbeinhöhlenerkrankungen sowie die derzeit geübte Behandlung chronisch entzündlicher Erkrankungen der Kiefer- und Stirnhöhle, gemessen an den modernen technischen Möglichkeiten, zufriedenstellt.

Durch die systematische Erprobung an einem großen Patientengut kamen wir zu der Erkenntnis, daß die Kieferhöhlenendoskopie — eine im Grunde seit langem bekannte Untersuchungsmethode, die erst jetzt technisch ausgereift ist — der Röntgendiagnostik weit überlegen ist. Dies war für uns Anlaß, unter Einbeziehung der Endoskopie der Stirnhöhle und Ausarbeitung der Technik zur Endoskopie der Keilbeinhöhle, deren Möglichkeit erstmals von PORTMANN sen. (1926) und BOTEY (1927) diskutiert wurde, ein *Konzept der Nasennebenhöhlenendoskopie* auszuarbeiten.

Nach Einführung einer starren optischen Biopsiezange in die Nasennebenhöhlenendoskopie und Entwicklung einer flexiblen optischen Biopsiezange ist es jetzt möglich, gezielt unter Sicht von nahezu jeder beliebigen Stelle Schleimhautprobeexzisionen zu entnehmen, eine endoskopische, sanierende Behandlung von chronisch-eitrigen Entzündungszuständen vorwiegend der Kieferhöhle, aber auch der Stirnhöhle durchzuführen und solitäre Zysten vollständig abzutragen. In vielen Fällen kann eine Kieferhöhlenradikaloperation umgangen werden.

Neben der Verbesserung der Diagnostik und damit der Indikationsstellung zu weitergehenden operativen Maßnahmen ist durch die endoskopische Therapie auch eine therapeutische Lücke zwischen den Extremen, konservativ-medikamentöse Behandlung einerseits und radikale Nasennebenhöhlenoperation andererseits, zu schließen.

Durch klare Indikationsstellung werden die Erfolgsquote der radikalen Nebenhöhlenoperationen verbessert und gleichzeitig deren Frequenz und unerwünschte Nebenerscheinungen verringert.

Als wenig aufwendigem Verfahren ist der Kieferhöhlen- und Stirnhöhlenendoskopie eine weite Verbreitung in Klinik und Praxis zu wünschen. Die Keilbeinhöhlenendoskopie sollte nach unseren bisherigen Erfahrungen streng indiziert werden und einer Klinik vorbehalten bleiben, kann dann aber wertvolle diagnostische Hinweise liefern.

Literaturverzeichnis

Aleksašin, J. V.: Endoskopie der Oberkieferhöhlen. Vestn. otol. i. t. d. **16**, 66 (1954), zit. n. Zbl. HNO **52**, 170 (1955)

Alyea, O. E., van: Diseases of the Nose, Throat, and Ear (Jackson and Jackson). Second Edition, Philadelphia: Saunders 1959, p. 47

Amersbach, K.: Zur Frage der Radikaloperation der Kieferhöhle. Z. Hals-, Nas.- u. Ohrenheilk. **15**, 485 (1926)

Avellis, G.: Das acute Kieferhöhlenempyem und die Frage der Selbstheilung desselben. Arch. Laryng. Rhinol. (Berl.) **4**, 255 (1896)

Avellis, G.: Der Ausgang des acuten Kieferhöhlenempyems in Verkäsung, seine klinische Würdigung und seine Chancen für die Heilung. Arch. Laryng. Rhinol. (Berl.) **10**, 271 (1900)

Bauer, E.: Diskussionsbemerkung z. v. Riccabona. Arch. Ohr.-Nas.- u. Kehlk.-Heilk. **167**, 365 (1955)

Bauer, E., Wodak, E.: Neuerungen in der Diagnostik und Therapie der Nasennebenhöhlen. Arch. Ohr.-Nas.- u. Kehlk.-Heilk. **171**, 325 (1958)

Bauer, E.: Vergleichende histologische Untersuchungen der Nasen- und Kieferhöhlenschleimhaut. Arch. Ohr.-Nas.- u. Kehlk.-Heilk. **173**, 160 (1958)

Bauer, E.: Die normale und pathologische Histologie der Kieferhöhlenschleimhaut. Mschr. Ohrenheilk. **94**, 43 (1960)

Beck, K.: Über die Behandlung von Stirnhöhlenentzündungen durch Drainage von außen. Z. Laryng. Rhinol. **24**, 369 (1933)

Beck, K.: Weitere Erfahrungen mit der Stirnhöhlenpunktion und der Drainage von außen bei Stirnhöhleneiterungen. Arch. Ohr.-Nas.- u. Kehlk.-Heilk. **142**, 205 (1937)

Bellmann, D.: Über die Resultate der Kieferhöhlenoperationen in der Gießener Universitätsklinik für Ohren-, Nasen-, Halskranke in der Zeit vom 1. Jan. 1918 bis 31. 12. 1919. Diss. Gießen 1920

Bethmann, W.: Endoskopische Bilder aus gesunden und erkrankten Kieferhöhlen. Zahnärztl. Welt **24**, 606 (1953)

Birnmeyer, G.: Fortschritte der Endoskopie im HNO-Fachgebiet. Z. Laryng. Rhinol. **52**, 275 (1972)

Blum, E. M. M., Larson, A.: Mucocele of the sphenoid sinus with sudden blindness. Laryngoscope **83**, 2042 (1973)

Boenninghaus, H.-G., Kirsch, Th., Lehnhardt, E.: Diagnostik und operative Indikationen der odontogenen und rhinogenen Kieferhöhlenerkrankungen. Z. Laryng. Rhinol. **52**, 851 (1973)

Boenninghaus, H.-G.: Rhinochirurgische Aufgaben bei der Chirurgie des an die Schädelbasis angrenzenden Gesichtsschädels. Arch. Oto-Rhino-Laryng. **207**, 1—228 (1974)

Botey, R.: Die Endorhinoskopie. Rev. española de med. y cir. **9**, 67 (1926), zit. n. Zbl. HNO **9**, 215 (1927)

Brasche, H.: Ein Beitrag zur Therapie chronischer Kieferhöhlenentzündungen. HNO (Berl.) **6**, 214 (1957)

Breuninger, H.: Über das physikalisch-chemische Verhalten des Nasenschleims. Arch. Ohr.-Nas.- u. Kehlk.-Heilk. **184**, 133 (1964)

Breuninger, H.: Medikamentöse Therapie der entzündlichen Veränderungen an der Nasen- u. Nebenhöhlenschleimhaut. Vortrag 42. Jahrestagung der Vereinigung Westdeutscher HNO-Ärzte, Remscheid 1973

Brodhage, G.: Die Trokarpunktion der Kieferhöhle mit anschließender konservativer Therapie. HNO (Berl.) **9**, 114 (1960/61)

Bruk, A. M.: Örtliche Penicillin- und Streptomycinanwendung bei chronischer Kieferhöhleneiterung. Vestn. Oto-rhino-laring. **18**, 36 (1956)

Buiter, C. T.: Fotografische Dokumentation der Endoskopie der Nase, der Nasennebenhöhlen und des Nasenrachenraumes. Vortrag zur 42. Jahrestagung der Vereinigung Westdeutscher HNO-Ärzte, Remscheid 1973

Buiter, C. T.: Endoscopy of the upper airways. New York: Excerpta medica, Amsterdam American Elsevier Publishing Co., 1976

Burnham, H. H.: An anatomical investigation of blood vessels of the lateral nasal wall and their relation to turbinates and sinuses. J. Laryng. **50**, 569 (1935)

Caldwell, G. W.: New York Med. Jour. **58**, 526 (1893), zit. n. Macbeth 1971

Caliceti, G., Silimbani, A.: Vantaggi del sondino permanente nella terapia locale delle sinusiti mascellari. Otorino. laring. ital. **26**, 195 (1958)

Charsak, E. M.: Die endonasale Biopsie der Kieferhöhlenschleimhaut. Vest. Otol. i. t. d. **14**, 30 (1952), zit. n. Zbl. HNO **48**, 345 (1953/54)

Christensen, H.: Endoscopy of the maxillary sinus. Acta Otolaryng. (Stockh.) **34**, 404 (1946)

Claoué: zitiert nach Eckel

Conley, J. J.: The use of plastic tubing in the treatment of chronic maxillary sinusitis. Ann. Otol. **56**, 678 (1947)

Davison, F. W.: Antibiotics and sinus infections. Laryngoscope (St. Louis) **60**, 131 (1950)

Debbert, H.: Spätergebnisse bezüglich der Heilung und der Folgen für das Gebiß nach radikalen Kieferhöhlen- und kombinierten Kieferhöhlen-, Siebbein-, Keilbeinoperationen an der Universitäts-Hals-Nasen-Ohren-Klinik Münster. Diss. Münster. 1962

Denker, A.: Zur Radikaloperation des chronischen Kieferhöhlenempyems. Arch. Laryng. Rhinol. (Berl.) **17**, 221 (1905)

Dennis, F. L., Mullin, W. V.: Value of direct inspection in the diagnosis of chronic maxillary sinus disease. Laryngoscope (St. Louis) **32**, 300 (1922)

Despons, J., Le Mouel, P.: A propos des solutions huileuses en thérapeutique rhinologique. Rev. Laryng. (Bordeaux) **80**, 695 (1959)

Dishoeck, H. A. E. van: Allergy and infection of the paranasal sinuses. Fortschr. Hals-, Nas.-Ohrenhk. **10**, 1 (1961)

Dixon, F. W.: The clinical significance of the anatomical arrangement of the paranasal sinuses. Ann. Otol. **67**, 736 (1958)

Dmochowsky, Z.: Beitrag zur pathologischen Anatomie und Ätiologie der entzündlichen Erkrankungen im Antrum Highmori. Arch. Laryng. Rhinol. (Berl.) **3**, 255 (1895)

Doyen, W.: Sinusites maxillaires chroniques et pénicilline. Ann. Oto-Laryng. (Paris) **69**, 680 (1952)

Draf, W.: Diskussionsbemerkung. 57. Versammlung der Vereinigung Südwestdeutscher Hals-Nasen-Ohrenärzte. Tübingen 1973a

Draf, W.: Diskussionsbemerkung. 42. Jahrestagung der Vereinigung Westdeutscher Hals-Nasen-Ohrenärzte. Remscheid 1973b

Draf, W.: Wert der Sinuskopie für Klinik und Praxis. Z. Laryng. Rhinol. **52**, 890 (1973c)

Draf, W.: Klinisch-experimentelle Untersuchungen zur Pathogenese, Diagnostik und Therapie der chronisch-entzündlichen Kieferhöhlenerkrankungen unter Verwertung der direkten Beobachtung durch Sinuskopie. Habilitationsschrift Mainz 1974

Draf, W.: Die Endoskopie der Nasennebenhöhlen. Diagnostische und therapeutische Möglichkeiten. Z. Laryng. Rhinol. **54**, 209 (1975)

Draf, W.: Endoscopy of the paranasal sinuses. Vortrag XX. Weltkongreß für Otorhinolaryngologie, Buenos Aires 13.–19.3.1977

Draf, W., Genschow, B.: Halslymphknotenmetastasen und okkulter Primärtumor. Arch. Ohr.-Nas. u. Kehlk.-Heilk. **205**, 301 (1973)

Eckel, W.: Diskussionsbemerkung zu Schenke. HNO (Berl.) **9**, 237 (1961)

Eckel, W.: Die operative Behandlung der Nasen- und Nebenhöhlenentzündungen. In: Kurzgefaßtes Handbuch der HNO-Heilkunde. Bd. I, S. 276. Berendes-Link-Zöllner (Hrsg.), Stuttgart: Thieme 1964

Eckert-Möbius, A.: Vergleichend anatomisch-physiologische Studie über Sinn und Zweck der Nasennebenhöhlen des Menschen und der Säugetiere. Arch. Ohr.-Nas. u. Kehlk.-Heilk. **134**, 287 (1933)

Eckert-Möbius, A.: Endonasale Kieferhöhlenoperation. Zbl. HNO **30**, 342 (1938a)

Eckert-Möbius, A.: Vergleichende anatomische Untersuchungen zur Pneumatisationslehre. Acta Otolaryng. (Stockh.) **26**, 26 (1938b)

Eckert-Möbius, A.: Normale und pathologische Physiologie der Nasen- und Mundatmung. Dtsch. Zahn-, Mund- u. Kieferheilk. **18**, 345 (1953)

Eckert-Möbius, A.: Anpassung der Kieferhöhlenuntersuchung an Schädelwachstum und Verdachtsbefund. Fortschr. Kiefer- u. Gesichtschirurgie **4**, 86 (1958)

Eckert-Möbius, A.: Solitäre Schleimhautzysten der Oberkieferhöhle. HNO (Berl.) **2**, 369 (1950/51)

Ehrler, J.: Über die Sulfonamid-Füllbehandlung der akuten und chronischen Kieferhöhlenentzündungen. HNO (Berl.) **3**, 237 (1952)

Eickhoff, H.: Zur Frage des histopathologischen Bildes der chronischen Kieferhöhlenschleimhautentzündung. Z. Laryng. Rhinol. **33**, 433 (1954)

Faier, S. Z.: Treatment of chronic sinusitis with penicillin. Arch. Otolaryng. **48**, 507 (1948)

Finck: Zit. n. McGregor

Fine, J.: The use of prolonged indwelling polythene in antra in ambulant patients. J. Laryng. **72**, 500 (1958)

Fior, R., Pincini, G.: Trattamento conservativo delle sinusitis mascellari con catetere a permanenza. Arch. ital. Otol. **69**, 406 (1958)

Flemming, J., Hommerich, K. W., Osterland, U.: Katamnestische Untersuchungen nach Kieferhöhlen-Siebbein-Operationen. Z. Laryng. Rhinol. **46**, 271 (1967)

Flottes, L., Clerc, P., Riu, R., Devilla, F.: La physiologie des sinus. Paris: Libraire Arnette 1960

Forman, F. S.: A procedure for instilling penicillin into the antrum. Arch. Otolaryng. **45**, 593 (1947)

Gastpar, H.: Lokale Nebenwirkungen nach Instillationsbehandlung der chronischen Sinusitis maxillaris. Ther. Gegenw. **108**, 1489 (1969)

Gastpar, H.: Zur Pathophysiologie entzündlicher Nasenschleimhautaffektionen. Die Bedeutung der galenischen Form lokaler Therapeutika. Med. Klin. **65**, 342 (1970)

Gastpar, H.: Beitrag zur Pathogenese und Instillationstherapie der Sinusitis maxillaris. Fortschr. Med. **89**, 215 (1971)

Grünberg, H.: Die primär chronische Sinusitis maxillaris im endoskopischen Bild. Z. Laryng. Rhinol. **50**, 813 (1971a)

Grünberg, H.: Diskussionsbemerkung. Arch. Ohr.-, Nas.- u. Kehlk.-Heilk. **199**, 682 (1971b)

Grünwald, L.: Die Lehre von den Naseneiterungen mit besonderer Rücksicht auf die Erkrankungen des Sieb- und Keilbeins und deren chirurgische Behandlung. München-Leipzig: Lehmann Verlag 1893

Grünwald, L.: Deskriptive und topografische Anatomie der Nase und ihrer Nebenhöhlen. In: Handbuch der Hals-Nasen-Ohrenheilkunde, Bd. 1/I, S. 1, Denker, A., Kahler, O. (Hrsg.). München: J. F. Bergmann 1925

Grünwald, L.: Anatomische Hefte **145**, 1913, zit. n. Grünwald 1925

Guillerm, R., Riu, R., Badré, R., Le Den, R., Hée, J.: Pathophysiologische Aspekte der oberen Luftwege: Nase, Nasennebenhöhlen, Ohrtrompete. Arch. Ohr.-, Nas.- u. Kehlk.-Heilk. **199**, 1 (1971)

Hahn, W.: Die Anwendung des Antroskops in der Kieferheilkunde. Zahnärztl. Rdsch. **64**, 175 (1955)

Hajek, M.: Pathologie und Therapie der entzündlichen Erkrankungen der Nebenhöhlen der Nase. Leipzig-Wien: Franz Deuticke 1915

Hajek, M.: Indikation der verschiedenen Behandlungs- und Operationsmethoden bei den entzündlichen Erkrankungen der Nebenhöhlen der Nase. Z. Hals-Nas.- u. Ohrenheilk. **4**, 511 (1923)

Halle, M.: Schädigung der Zähne nach Radikaloperationen der Oberkieferhöhle. Arch. Ohr.-Nas.- u. Kehlk.-Heilk. **126**, 251 (1930)

Hally, A.: Die Antroskopie als Hilfsmittel bei der Diagnostik von Kieferhöhlenerkrankungen. Öst. Stomat. **57**, 326 (1960)

Heckenast, O.: Erfahrungen mit der endonasalen Kieferhöhlenoperation nach Lothrop-Claoué. HNO (Berl.) **18**, 171 (1970)

Hellmich, S., Herberhold, C.: Technische Verbesserungen der Kieferhöhlenendoskopie. Arch. Ohr.-Nas.- u. Kehlk.-Heilk. **199**, 678 (1971)

Herberhold, C.: Endoscopy of the maxillary sinus. J. max.-fac. Surg. **1**, 125 (1973)

Herrmann, A.: Gefahren bei Operationen an Hals, Ohr und Gesicht und die Korrektur fehlerhafter Eingriffe. Berlin-Heidelberg-New York: Springer 1968, S. 453

Herrmann, P.: Über Ergebnisse von Radikaloperationen der Kieferhöhle. Zahnärztl. Welt **63**, 109 (1962)

Heryng, Th.: Die elektrische Durchleuchtung der Highmorshöhle im Falle eines Empyems. Berl. klin. Wschr. 1890, Nr. 35 zit. n. Hajek

Hilding, A. C.: The physiology of drainage of nasal mucus. III. Experimental works on the accessory sinuses. Amer. J. Physiol. **100**, 664 (1932a)

Hilding, A. C.: The physiology of drainage of nasal mucus. Arch. Otolaryng. **15**, 92 (1932b)

Hilgenstöhler, G.: Ergebnisse der operativen Behandlung von isolierten Kieferhöhlen- u. kombinierten Kieferhöhlen-Siebbein-Keilbeinhöhlenentzündungen. Diss. TH Aachen 1972

Hirschmann, A.: Entgegnung zu Reichert. Berl. klin. Wschr. Nr. 20 (1920)

Hirschmann, A.: Über Endoskopie der Nase und deren Nebenhöhlen. Eine neue Untersuchungsmethode. Arch. Laryng. Rhinol. (Berl.) **14**, 195 (1903)

Hohlbrugger, H.: Zur Therapie der Kieferhöhleneiterung. Klin. Med. (Wien) **5**, 289 (1950)

Hünermann, Th.: Entzündliche Erkrankungen der Kieferhöhlen bei Kindern, ihre konservative und chirurgische Behandlung. Fortschr. Kiefer- u. Gesichtschirurgie, Bd. IV, S. 91. Stuttgart: Thieme 1958

Hütten, R.: Kritische Betrachtungen zur Sinuskopie. Z. Laryng. Rhinol. **49**, 118 (1970)

Illum, P., Jeppesen, F.: Sinoscopy: Endoscopy of the maxillary sinus. Technique, Common and rare findings. Acta Otolaryng. (Stockh.) **73**, 506 (1972)

Illum, P., Jeppesen, F., Langebaek, E.: X-ray examination and sinuscopy in maxillary sinus disease. Arch. Oto. Laryng. **74**, 287 (1972)

Imhofer, R.: Entfernung eines Fremdkörpers aus der Kieferhöhle mit Hilfe der Endoskopie. Z. Laryng. Rhinol. **2**, 427 (1910)

Ishikura, T., Kawamura, S., Okada, H., Sumita, K., Imura, A., Kuwabara, N.: Clinical and histopathologic findings of mycotic maxillary sinusitis. J. otolaryng. Jap. **72**, 35 (1969)

Jansen, A.: Zur Eröffnung der Nebenhöhlen der Nase bei chronischer Eiterung. Arch. Laryng. Rhinol. (Berl.) **1**, 135 (1894)

Jimenez-Queseda, M.: Exploración optica de los senos maxilares y tratamiento de algunas formas de sinusitis crónicas. Consejo. gen. Col. Med. España **14**, 25 (1953)

Jung, H.: Diskussionsbemerkung. 42. Jahrestagung der Vereinigung Westdeutscher HNO-Ärzte, Remscheid 1973

Jung, H.: Das Nasenrachendach: Histologische, endoskopische und lymphoszintigraphische Untersuchungen unter besonderer Berücksichtigung der Malignome und deren Ausbreitungsgebiet. Med. Habil. Schrift Mainz 1974

Kawakubo, J.: Antroscopic study of pathology, physiology in chronic maxillary sinusitis. J. Oto-rhino-laryng. Soc. Jap. **61**, 708 (1958)

Kley, W., Draf, W.: Die Aspergillose der oberen Luftwege. HNO (Berl.) **19**, 355 (1971)

Kreidler, J. F., Koch, H.: Endoscopic findings of maxillary sinus after middle face fractures. J. max.-fac. Surg. **3**, 10—14 (1975)

Krejci, F., Fischer, G.: Zur Kritik der antibiotischen Behandlung von Kieferhöhlenerkrankungen. Z. Laryng. Rhinol. **33**, 437 (1954)

Kümmel, W.: Die Probepunktion der Stirnhöhle. Wiener med. Wochenschr. **48** (1921)

Kuhnt, H.: Über die entzündlichen Erkrankungen der Stirnhöhlen und ihre Folgezustände. Wiesbaden: J. F. Bergmann 1895

Legler, U.: Chirurgische Gedanken zur Behandlung entzündlicher Veränderungen der Nase und ihrer Nebenhöhlen. HNO (Berl.) **22**, 261 (1974)

Lehnhardt, E.: Siehe Boenninghaus, H.-G.

Link, R.: Neue Gesichtspunkte in der Behandlung der chronischen Kieferhöhlenerkrankungen bei Kindern. Mschr. Ohrenheilk. **103**, 401 (1969)

Linton, C. S.: Bacteriostatic properties of secretions of the sinuses. Arch. Otolaryng. **15**, 190 (1932)

Lothrop: zit. n. Eckel

Lüdecke, E.: Die verbesserte Antroskopie. Z. Hals.-, Nas.- u. Ohrenheilk. **31**, 507 (1932)

Lüdecke, E.: Diskussionsbemerkung. Arch. Ohr.-Nas.- u. Kehlk.-Heilk. **167**, 365 (1955)

Macbeth, R.: Caldwell, Luc and their operation. Laryngoscope (St. Louis) **81**, 1652 (1971)

McGregor, G. W.: The formation and histologic structure of cysts of the maxillary sinus. Arch. Otolaryng. **8**, 505 (1928)

Maltz, M.: New instrument: The sinuscope. Laryngoscope (St. Louis) **35**, 805 (1925)

Manasse, P.: Die pathologische Anatomie der Nebenhöhleneiterungen. Z. Hals-, Nas.- u. Ohrenheilk. **4**, 473 (1923)

Marx, H.: Die Nasenheilkunde in Einzeldarstellungen. Jena: G. Fischer 1949

Marx, H., Weber, M.: Fehler und Gefahren bei operativen Maßnahmen unseres Fachgebietes. Arch. Ohr.-Nas.- u. Kehlk.-Heilk. **158**, 1 (1950)

Matzker, J.: Die Kortikoid-Therapie in der Hals-Nasen-Ohrenheilkunde. Ärztl. Praxis. **13**, 2690 (1961)

Matzker, J.: Herderkrankungen und medikamentöse Therapie in der Oto-Rhino-Laryngologie. Ärztl. Praxis **15**, 2665 (1963)

Messerklinger, W.: Die Basalmembran der normalen und hypertrophen Schleimhaut der oberen Luftwege, ihre Bedeutung und Funktion. Z. Laryng. Rhinol. **29**, 540 (1950)

Messerklinger, W.: Über periodische Veränderungen des Flimmerepithels der Luftwege durch Reizung des vegetativen Systems. Arch. Ohr.-Nas.- u. Kehlk.-Heilk. **167**, 344 (1955)

Messerklinger, W.: Die Schleimhaut der oberen Luftwege im Blickfeld neuerer Forschung. Arch. Ohr.-Nas.- u. Kehlk.-Heilk. **173**, 1 (1958)

Messerklinger, W.: Sekrettransport und Flimmerbewegung in den Nebenhöhlen des Menschen. Farbfilm 16 mm, Magnetton (1965)

Messerklinger, W.: Über die Drainage der menschlichen Nasennebenhöhlen unter normalen und pathologischen Bedingungen. 1. Mitteilung. Mschr. Ohrenheilk. **100**, 56 (1966)

Messerklinger, W.: Über die Drainage der menschlichen Nasennebenhöhlen unter normalen und pathologischen Bedingungen. 2. Mitteilung. Mschr. Ohrenheilk. **101**, 313 (1967)

Messerklinger, W.: Über pathologische Veränderungen der Kieferhöhlenfontanelle. Arch. Ohr.-, Nas.- u. Kehlk.-Heilk. **199**, 675 (1971)

Messerklinger, W.: Technik und Möglichkeiten der Nasenendoskopie. HNO (Berl.) **20**, 133 (1972a)

Messerklinger, W.: Nasenendoskopie: Der mittlere Nasengang und seine unspezifischen Entzündungen. HNO (Berl.) **20**, 212 (1972b)

Messerklinger, W.: Zur endoskopischen Anatomie der menschlichen Siebbeinmuscheln. Acta Otolaryng. (Stockh.) **75**, 243 (1973)

Messerklinger, W., u. Eggemann, G.: Über die spontane Konkrementbildung in der Kieferhöhle. Mschr. Ohrenheilk. **107**, 456 (1973)

Mikulicz, J. v.: Zitiert nach Eckel

Mitschke: Die Plombisanbehandlung der Kieferhöhlenentzündung. HNO (Berl.) **3**, 251 (1952)

Mounier-Kuhn, P.: Allergie et infection des voies aériennes superieures. Presse therm. clin. **97**, 26 (1960)

Müller-Schelken, P.: Persönliche Mitteilung

Myerson, C. M.: The natural orifice of the maxillary sinus. Arch. Otolaryng. **15**, 80 (1932)

Nagel, K. E.: Über Zahnschädigungen nach Radikaloperation der Kieferhöhle, zugleich ein Vorschlag zu deren Verhütung. Z. Hals-, Nas.- u. Ohrenheilk. **30**, 265 (1932)

Naumann, H. H.: Die Resorption im Bereich der Nasenschleimhaut. Fortschr. Hals.-Nas.-Ohrenheilk. **5**, 107 (1959)

Naumann, H. H.: Banale Entzündungen der Nase und ihrer Nebenhöhlen. In: Kurzgefaßtes Handbuch der Hals-Nasen-Ohren-Heilkunde. Band I, S. 184. Berendes-Link-Zöllner (Hrsg.) Stuttgart: Thieme 1964

Naumann, H. H.: Konservative Behandlung der Nase und ihrer Nebenhöhlen. In: Kurzgefaßtes Handbuch der Hals-Nasen-Ohrenheilkunde, Bd. I, S. 210. Berendes-Link-Zöllner (Hrsg.), Stuttgart: Thieme 1964

Naumann, H. H.: Pathologische Anatomie der chronischen Rhinitis und Sinusitis. Proceedings VIII International Congress of Oto-Rhino-Laryngology Tokyo 1965. International Congress Series Nr. 113. Amsterdam-New York: Excerpta Medica Foundation

Nehls, G.: Antroskopieerfahrung. Ein Beitrag zur Nasennebenhöhlendiagnostik. HNO (Berl.) **5**, 158 (1955)

Nitze, M.: Lehrbuch der Kystoskopie. — Wiesbaden: J. F. Bergmann 1889

Nühsmann, Th.: Entzündliche Erkrankungen der Kieferhöhle. In: Handbuch der Hals-Nasen-Ohrenheilkunde. Bd. 2, S. 673, Denker, A., Kahler, O. (Hrsg.) München: J. F. Bergmann 1925

Okuda, M.: On indication for radical surgery of chronic paranasal sinusitis. J. Oto-rhino-laryng. Soc. Jap. **70**, Suppl. zu Nr. 2, 86 (1967)

Onodi, A.: Die Nebenhöhlen der Nase beim Kinde. Würzburg: Kabitzsch 1911

Onodi, A.: Die topographische Anatomie der Nasenhöhle und ihrer Nebenhöhlen. In: Handbuch der speziellen Chirurgie des Ohres und der oberen Luftwege. Katz, L., Blumenfeld, F (Hrsg.) Bd. 1, 1. Hälfte, S. 61, Leipzig: Curt Kabitzsch 1922

Osawa, R., Nakamura, A.: Fifteen cases of caseous paranasal sinusitis and a consideration of the cause of this disease. J. Oto-rhino-laryng. Soc. Jap. **56**, 42 (1953)

Petersen, R. J.: Canine fossa puncture. Laryngoscope (St. Louis), **83**, 369 (1973)

Portmann, G.: Le sinuso-pharyngoscope. Rev. de laryngol., d'otol. et de rhinol. **46**, 387 (1925)

Prietzel, F.: Über die Kieferhöhlenoperation vom unteren Nasengang. Mschr. Ohrenheilk. **77**, 368 (1943)

Proetz, A. W.: Applied physiology of the nose. St. Louis: Ann. Publish. Co. 1953

Prott, W.: Röntgenologische und endoskopische Befunde zu normalen und atypischen Ausführungsgängen der Nasennebenhöhlen. Z. Laryng. Rhinol. **52**, 96 (1973)

Rauch, S.: Lokale Chemotherapie der Kieferhöhlenentzündungen mit Penicillin-Gelatine-Agar-Plomben. HNO (Berl.) **2**, 1 (1950)

Reddingius, H.: Die Ergebnisse der kombinierten Nasennebenhöhlenoperation nach Uffenorde. Diss. Münster 1954

Reichert, M.: Über eine neue Untersuchungsmethode der Oberkieferhöhle mittels des Antroskops. Berl. klin. Wschr. **1902**, 401 u. 478

Riccabona, A. von: Erfahrungen mit der Kieferhöhlenendoskopie. Arch. Ohr-, Nas.- u. Kehlk.-Heilk. **167**, 359 (1955)

Rieder, W.: Modifizierte Dauerdrainage der Kieferhöhlen. Mschr. Ohrenheilk. **92**, 253 (1958)

Ritter, R.: Eine neue Methode zur Erhaltung der vorderen Stirnhöhlenwand bei Radikaloperationen chronischer Stirnhöhleneiterungen. Dtsch. med. Wschr. **32** (1906)

Rosemann, G.: Zur endoskopischen Kieferhöhlendiagnostik. Z. Laryng. Rhinol. **40**, 935 (1961)

Sargnon: Endoscopie directe du sinus maxillaire par les fistules. Archives internationales de Laryngologie 1908, S. 705 (zit. n. Imhofer)

Schmidseder, R., Lambrecht, T.: Untersuchungen zum sekundären plastischen Verschluß von Mundantrumfisteln bei chronischer Sinusitis maxillaris. Dtsch. Zahnärztl. Ztschr. **32**, (1977) Heft 9

Schmidseder, R., Lambrecht, T.: Anwendungsmöglichkeiten und Indikationen der Sinuskopie aus zahnärztlicher und kieferchirurgischer Sicht. Vortrag: Österreichische Zahnärztetagung 1977, 20.–24. 9. 77 in Villach

Schnurbusch, F.: Örtliche Antibioticabehandlung und Resistenzfragen bei Kieferhöhlenentzündungen. HNO (Berl.) **4**, 367 (1955)

Schobel, H.: Kieferhöhlenbehandlung mit Dauerkatheter. Mschr. Ohrenheilk. **89**, 75 (1955)

Schüle, H.: Zur konservativen Behandlung der Kieferhöhlenentzündung. Dtsch. Zahn-, Mund- u. Kieferheilk. **20**, 209 (1954)

Seela, W., Pinkert, R.: Vergleichende endoskopische, histologische und röntgenologische Untersuchungen der Kieferhöhle bei totaler und partieller Entfernung der Schleimhaut. Dtsch. Stomat. **21**, 265 (1971)

Silcox, L. E.: Treatment of hyperplastic sinusitis. Laryngoscope (St. Louis) **62**, 426 (1952)

Slobodnik, M.: Die direkte Untersuchung der Kieferhöhle durch Endoskopie. Z. Laryng. Rhinol. **19**, 437 (1930)

Spielberg, W.: Diagnosis of subacute and chronic inflammatory lesions of the mucosa lining the maxillary antrum of Highmore. New York med. journ. a. med. record. **116**, 571 (1922a)

Spielberg, W.: Antroscopy of the maxillary sinus. Laryngoscope (St. Louis) **32**, 441 (1922b)

Spielberg, W.: Contribution to the diagnosis of subacute and chronic inflammatory lesions of the mucosa, lining the maxillary antrum of Highmore. Laryngoscope (St. Louis) **33**, 203 (1923)

Spielberg, W.: New instruments for puncturing and visualizing the maxillary antrum of Highmore. Laryngoscope (St. Louis) **33**, 844 (1924)

Störck, A.: Wien Med. Wschr. 43 (1886)

Sturmann: Zur Behandlung der Oberkiefereiterungen. Berlin. klin. Wschr. 1908, Nr. 27

Sturmann: Erfahrungen mit meiner intranasalen Freilegung der Oberkieferhöhle. Arch. Laryng. Rhinol. (Berl.) **23**, 143 (1910)

Swik, A.: Zur örtlichen, antibiotischen Behandlung von Kieferhöhlen- und Mittelohrentzündungen. Med. Klin. **51**, 1938 (1956)

Takahashi, R.: Criteria of indication for radical operation of the paranasal sinuses. J. Oto-rhino-laryng. Soc. Jap. **70**, Suppl. 2, 89 (1967a)

Takahashi, R.: Surgical treatment of chronic sinusitis. Otorhinolaryngologia Tokyo, **10**, Nr. 4, 10 (1967b)

Teichert, H.: Chronische Sinusitis und Allergie. HNO (Berl.) **16**, 266 (1968)

Terrier, G.: L'endoscopie rhino-sinusale. Rev. med. Suisse rom. **93**, 231 (1973)

Terrier, G.: L'endoscopie du sinus maxillaire en pathologie traumatique et infectieuse. Ther. Umsch./Rev. thér. **32**, 628 (1975)

Timm, C.: Die Endoskopie der Kieferhöhlen. Fortschr. Med. **74**, 421 (1956)

Timm, C.: Vorläufige Ergebnisse der Kieferhöhlenendoskopie bei entzündlichen Affektionen. HNO (Berl.) **9**, 112 (1961)

Timm, C.: Die Modifikation der Nebenhöhlendiagnostik und -therapie durch Anwendung der Sinuskopie. Arch. Ohr.-Nas.- u. Kehlk.-Heilk. **185**, 776 (1965a)

Timm, C.: Die wichtigsten Befunde bei der sinuskopischen Untersuchung. Z. Laryng. Rhinol. **44**, 606 (1965b)

Uffenorde, W.: Die verschiedenen Entzündungsformen der Nasennebenhöhlenschleimhaut und ihre Behandlung. Z. Ohrenheilk. **72**, 133 (1915)

Uffenorde, W.: Pathologie und Therapie der serösen Nebenhöhlenentzündung. Z. Laryng. Rhinol. **17**, 1 (1928)

Unterberger, S.: Experimentelles über Funktion der Nasenmuscheln. Z. Hals-Nas.- u. Ohrenheilk. **31**, 479 (1932a)

Unterberger, S.: Konservative Kieferhöhlenoperation und Zähne. Z. Laryng. Rhinol. **22**, 466 (1932b)

Utech, H.: Klinischer Beitrag zur Chemotherapie der Nebenhöhleneiterungen mit Aristamid. HNO (Berl.) **3**, 58 (1952)

Valentin, A.: Die cystoskopische Untersuchung des Nasenrachens oder Salpingoskopie. Arch. Laryng. Rhinol. (Berl.) **13**, 410 (1903)

Wagemann, W.: Anatomie, Physiologie und Untersuchungen der Nase und der Nebenhöhlen. In: Kurzgefaßtes Handbuch der Hals-Nasen-Ohrenheilkunde, Berendes-Link-Zöllner (Hrsg.), Stuttgart: Thieme 1964

Watson-Williams, P.: A new endo-rhinoscope or salpingoscope. Zbl. HNO **14**, 855 (1930)

Watt-Boolsen, St., Karle, A.: The clinical use of radiological examination of the maxillary sinuses. Clinical Otolaryngology **2**, 41 (1977)

Wigand, M. E., Steiner, W.: Endonasale Kieferhöhlenoperation mit endoskopischer Kontrolle. Z. Laryng. Rhinol. **56**, 421 (1977)

Wodak, E.: Über Manifestationen allergischer Schleimhautveränderungen der oberen Luftwege (Kieferhöhlenendoskopie). Arch. Ohr.-Nas. u. Kehlk.-Heilk. **173**, 186 (1958)

Wroblewski, W.: Das akute Kieferhöhlenempyem (empyema antri Highmori acutum). Arch. Laryng. Rhinol. (Berl.) **10**, 52 (1900)

Zange, J.: Das Schwellgewebe der Nase, besonders seine Beziehungen zu den Nebenhöhlen und ihren Ausführungsgängen. Arch. Ohr.-Nas.- u. Kehlk.-Heilk. **147**, 103 (1940)

Zange, J., Schuchardt, K.: Rhinologische und plastische Operation auf Grenzgebieten mit der Ophthalmologie und Chirurgie. Leipzig: Thieme 1950

Zarniko, C.: Diagnostik der Nasenkrankheiten. In: Handbuch der Hals-Nasen-Ohrenheilkunde. Bd. I, S. 722, Denker, A u. Kahler, O. (Hrsg.), München: J. F. Bergmann 1925

Zeleny, M., Fajstavr, J.: Der Anteil der Allergie bei chronischen Kieferhöhlenentzündungen. Cs. Otolaryng. **14**, 78 (1965)

Ziemen, H.: Spätresultate nach Radikaloperation der Kieferhöhle. Diss. Frankfurt 1935

Zöllner, F.: Hals-Nasen-Ohrenheilkunde. 3. Aufl. Stuttgart: Thieme 1974

Zuckerkandl, E.: Normale und pathologische Anatomie der Nasenhöhle und ihrer pneumatischen Anhänge. Bd. I. Wien-Leipzig: Wilhelm Braumüller 1882

Zuckerkandl, E.: Normale und pathologische Anatomie der Nasenhöhle und ihrer pneumatischen Anhänge. Bd. II. Wien-Leipzig: Wilhelm Braumüller 1892

Bildtafeln

Tafel I/1a und 1b. Keilbeinhöhlenendoskopie

1a Nasenendoskopie links: Eingehen mit dem Trokar in die linke Keilbeinhöhlenvorderwand

1b Skizze zu 1a. *1* Trokar; *2* Foramen sphenopalatinum; *3* Hinteres Ende mittlere Muschel

Tafel I/2. Endoskopische Photographie

2a—d Zunehmende Formatfüllung bei den Brennweiten 70, 90, 110, 130 mm (Endo-Zoom-Objektiv Storz) Endoskopie linke Kieferhöhle

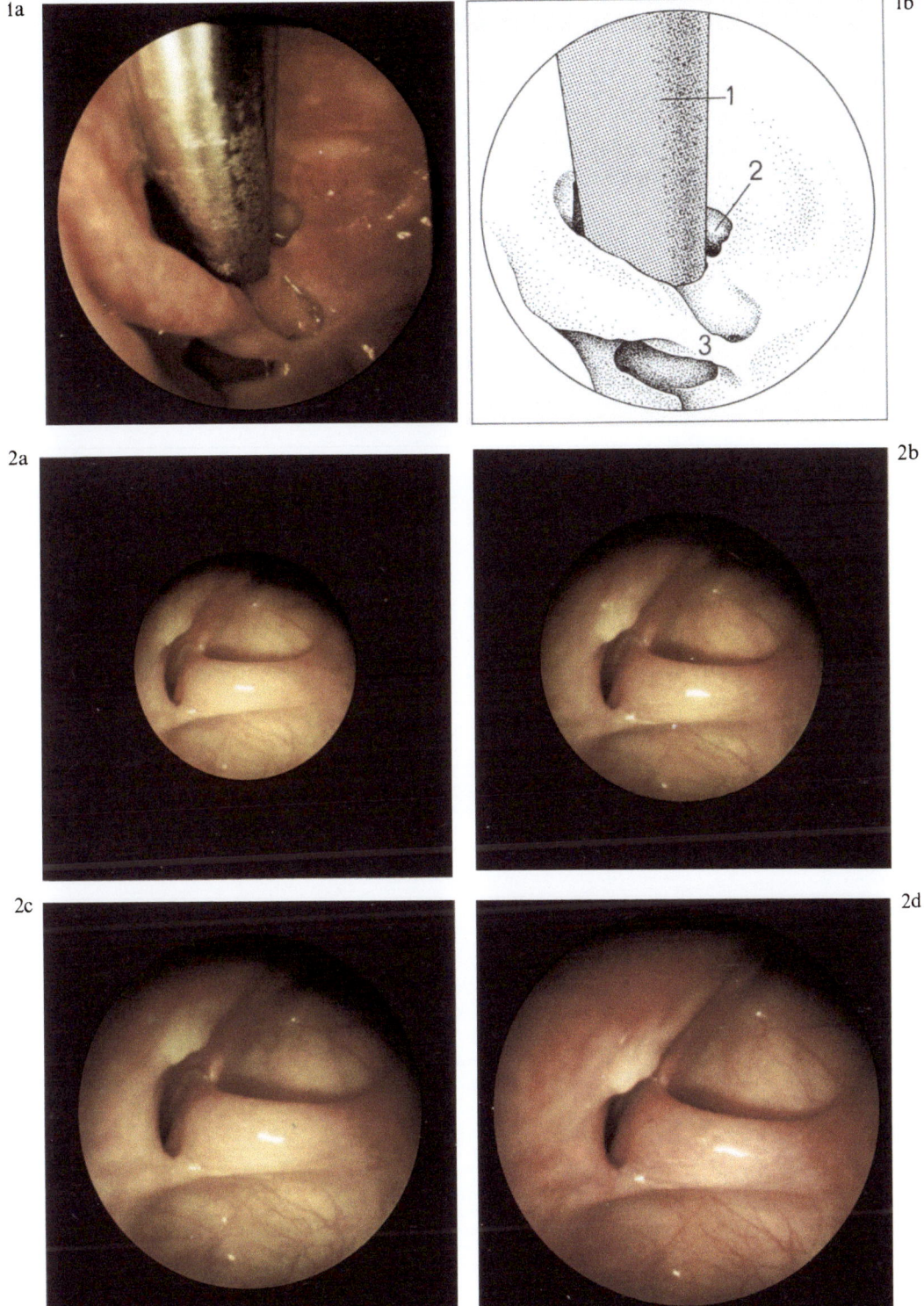

Tafel II/1–6. Variabilität der Kieferhöhlenostien 1

1 Linke Kieferhöhle. Neben unauffälligem Ostium maxillare rechts oben im Bild, im Bild links großes akzessorisches Ostium, durch welches die mittlere Muschel sichtbar ist

2 Linke Kieferhöhle. Mäßig versenktes Ostium maxillare, zwei akzessorische Ostien (Ostia nasalia)

3 Rechte Kieferhöhle. Durch Schleimhautfaltenbildung zweigeteiltes Ostium maxillare. Kranial die Einmündung eines Canalis ethmoideo-maxillo-nasalis

4 Rechte Kieferhöhle. Zwei querverlaufende Schleimhautfalten mit Zweiteilung des Ostium maxillare. Kaudale Schleimhautfalte stark vorspringend

5 Durch Schleimhautfalte *(b)* gedoppeltes Ostium maxillare *(a)* (aus ZUCKERKANDL; Normale und pathologische Anatomie der Nasenhöhle und ihrer pneumatischen Anhänge. Wien: Braumüller, 1882)

6 Rechte Kieferhöhle. Teils horizontal, teils vertikal verlaufende Schleimhautfaltenbildung mit sehr kleinem und versenktem Ostium maxillare (zweigeteilt)

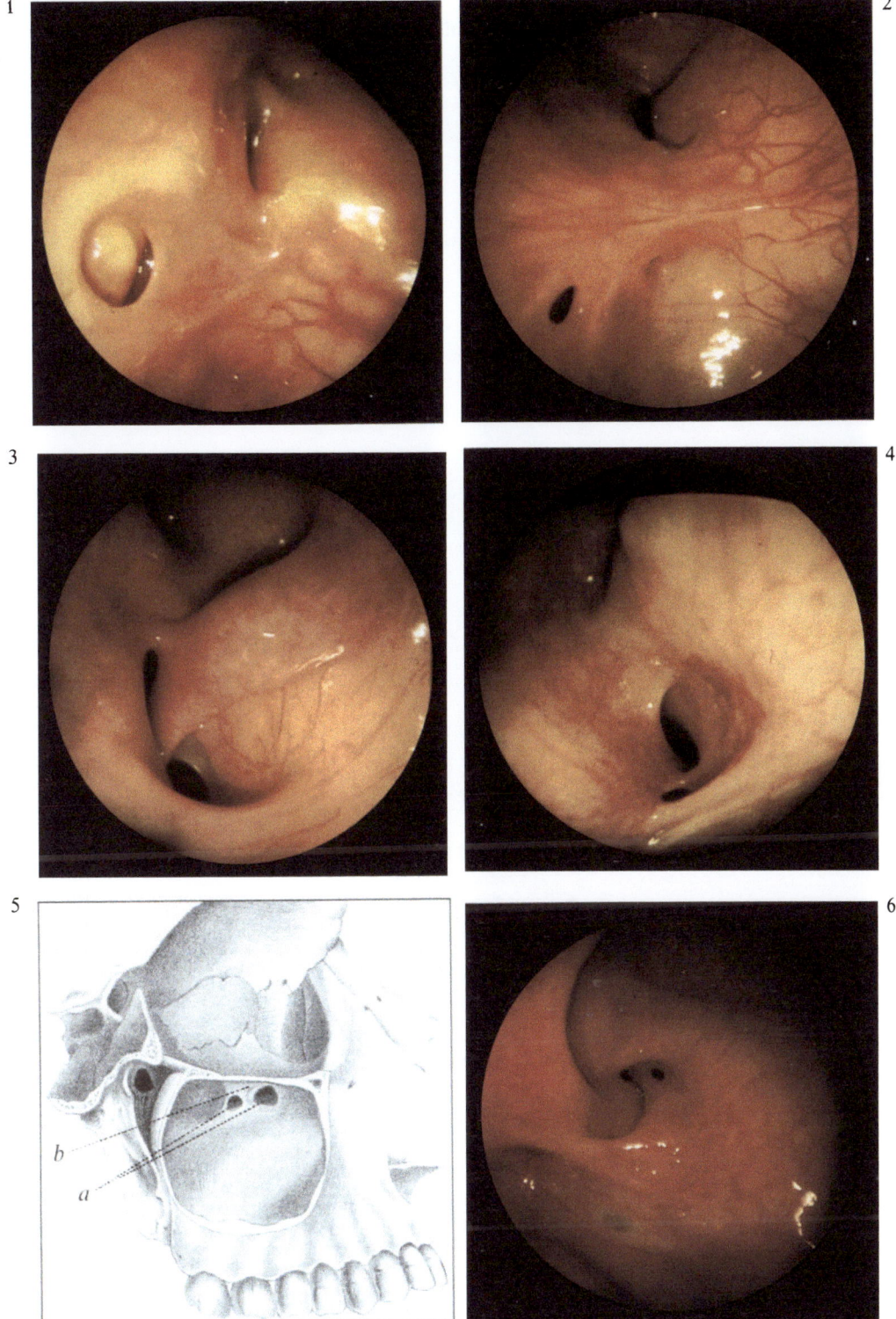

Tafel III/1–4. Variabilität der Kieferhöhlenostien 2

1 Rechte Kieferhöhle. Schlitzförmiges, senkrecht verlaufendes Ostium maxillare mit vermehrter Gefäßzeichnung und lippenartiger, wulstförmiger Einengung (Schwellkörper)

2 Linke Kieferhöhle. Großes, dreieckiges Ostium maxillare mit kaudaler Schleimhautfaltenbegrenzung

3a Rechte Kieferhöhle. Weit in das Lumen vorspringende kaudale Schleimhautfaltenbildung mit Schleimansammlung ober- und unterhalb dieser Schleimhautfalte

3b Skizze zu 3a. *1* Ostium; *2* Schleimhautfalte; *3* Schleim

4a Rechte Kieferhöhle. Vertikale Schleimhautfaltenbildung um ein enges schlitzförmiges Ostium

4b Skizze zu 4a. *1* Ostium; *2* Schleimhautfalten

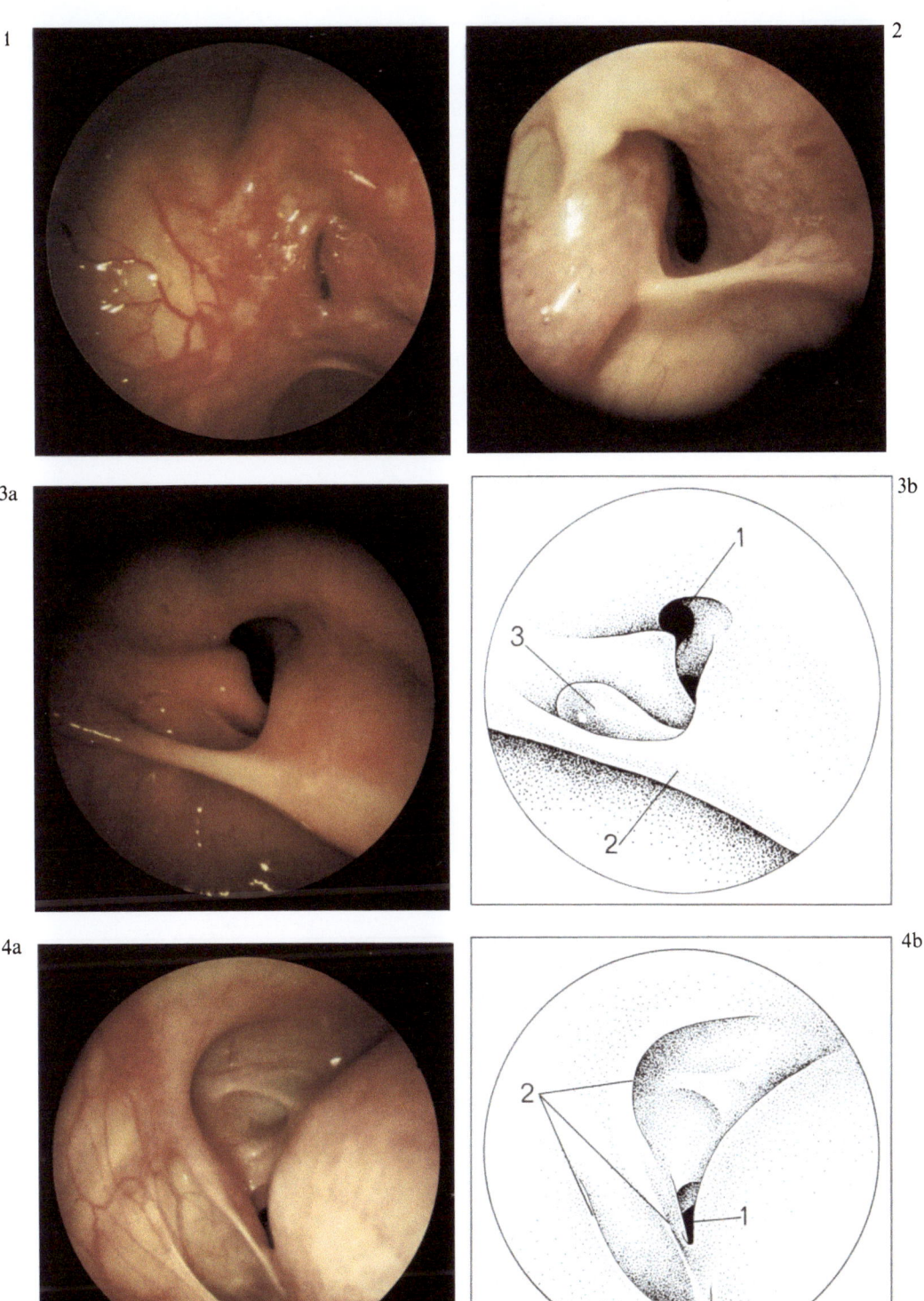

Tafel IV/1–6. Das endoskopische Bild der katarrhalisch-ödematös-polypösen Schleimhautentzündung

1 Linke Kieferhöhle. Hochakute Rötung und ausgeprägte Schwellung der Schleimhaut bei akuter Sinusitis

2 Rechte Kieferhöhle. Subakute Sinusitis maxillaris mit ödematöser Durchtränkung der Schleimhaut und beginnender Polyposis

3 Linke Kieferhöhle. Chronisch-ödematöse Sinusitis, dunkelrote Verfärbung der Schleimhaut, kaudal Polyp

4 Linke Kieferhöhle. Kissenartige Schleimhautschwellung mit Schleimansammlung bei Rhinopathia vasomotoria

5 Rechte Kieferhöhle. Schleimstraße zum Ostium maxillare rechts bei subakuter seröser Sinusitis maxillaris

6 Linke Kieferhöhle. Wandständige Polyposis (rechts) und Mukosinus

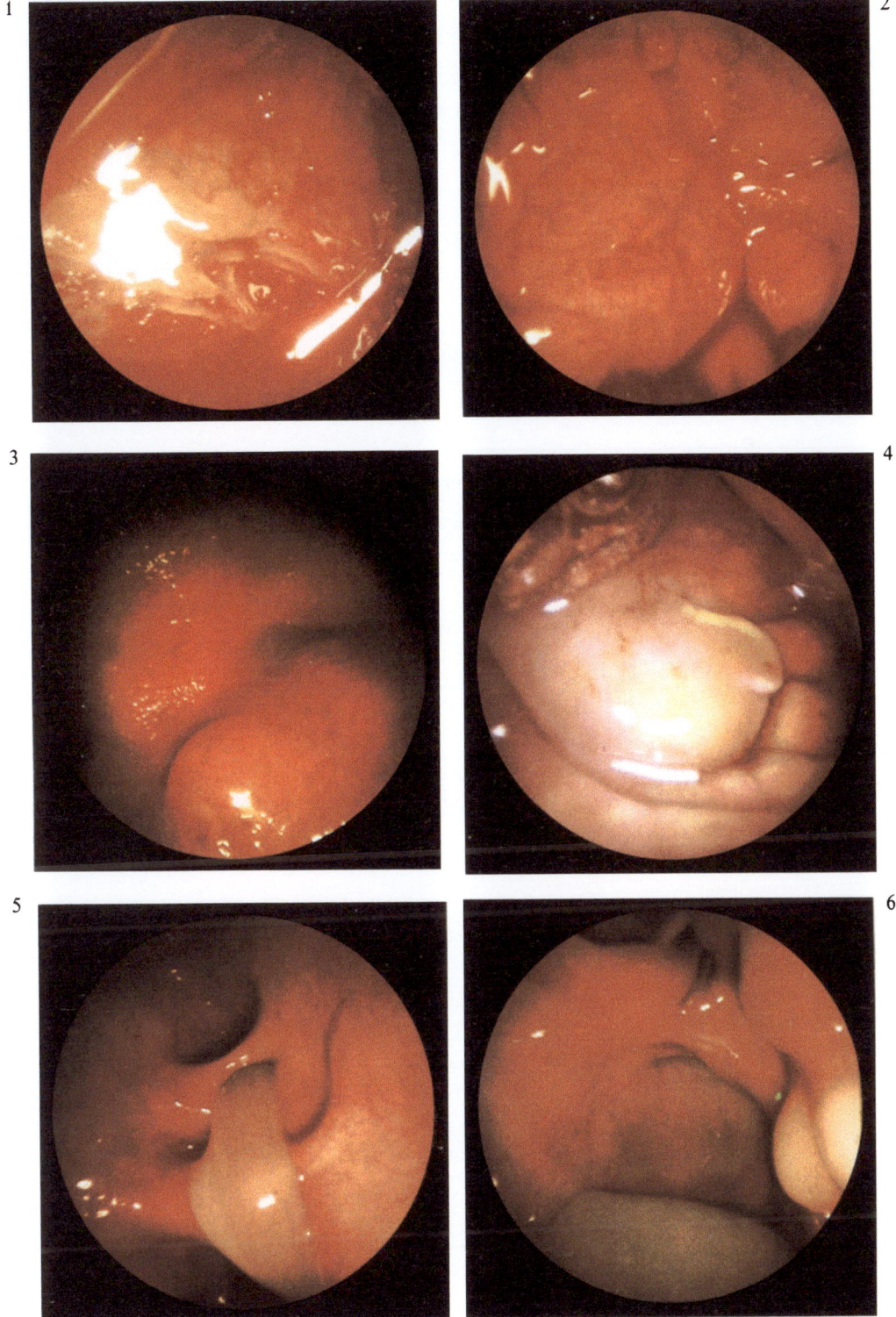

Tafel V/1 und 2. Katarrhalisch-ödematös-polypöse Schleimhautentzündung (Fortsetzung)

1 Rechte Kieferhöhle. Kopfsteinpflasterartiges Bild der polypösen Sinusitis maxillaris

2 Rechte Kieferhöhle. Sinusitis maxillaris polyposa mit zystisch degeneriertem Polypen links im Bild

Tafel V/3–6. Das endoskopische Bild der eitrigen Sinusitis maxillaris

3 Rechte Kieferhöhle. Chronisch-eitrige Sinusitis maxillaris mit Eiterstraße, verdickter und gefelderter Schleimhaut

4 Rechte Kieferhöhle. Sinusitis caseosa, festhaftender Eiterbrocken. Zustand nach blinder Kieferhöhlenspülung!

5 Linke Kieferhöhle. Sinusitis maxillaris chronica, eitrig-ödematöse Mischform. Schleimeiter„batzen" unten Mitte

6 Linke Kieferhöhle. Terracortril-Reste mit sekundärer Aspergillusbesiedlung

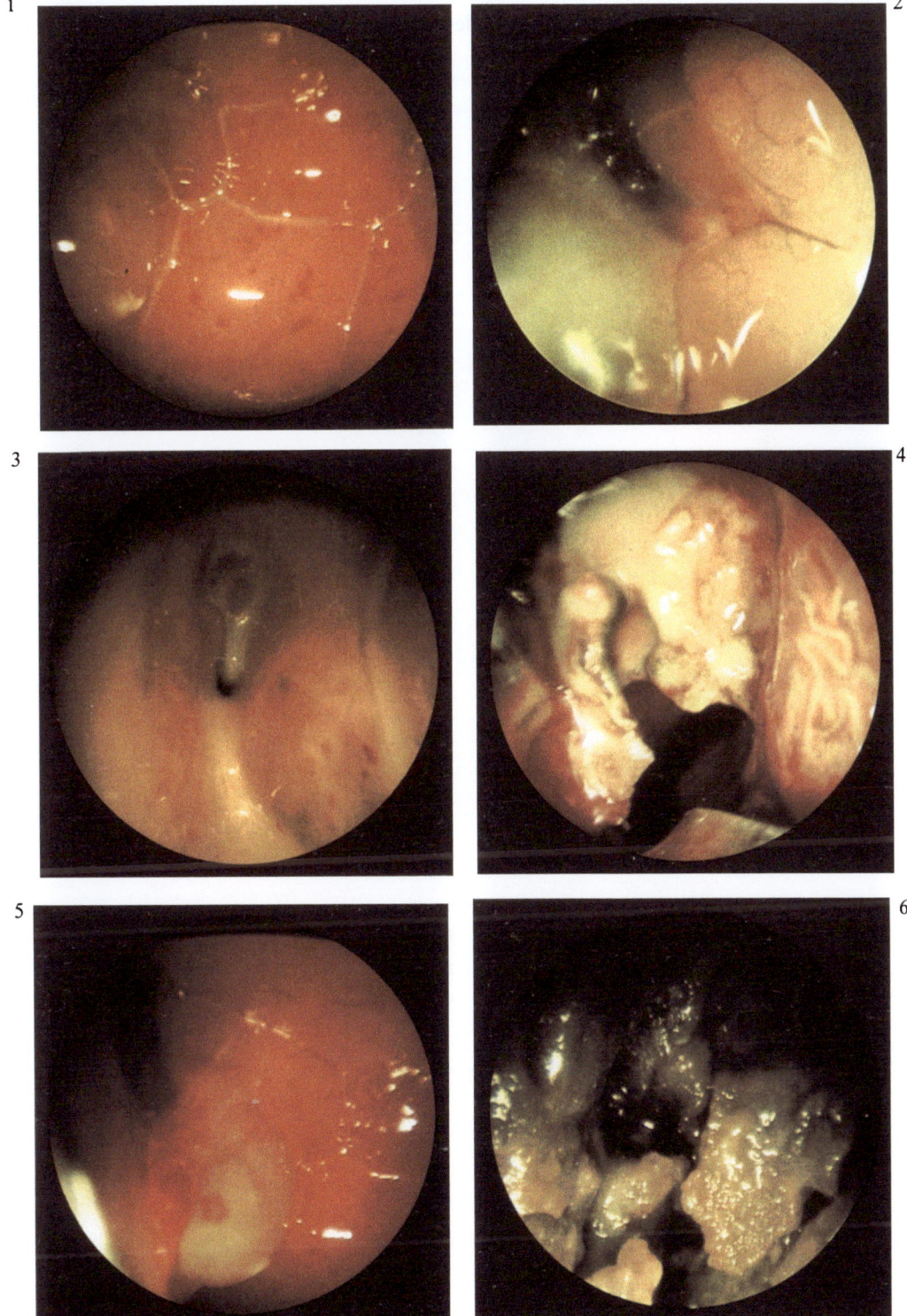

Tafel VI/1–6. Das endoskopische Bild der solitären Zystenbildung

1 Rechte Kieferhöhle. Zwei typische kleine, dickwandige gelblich-weiß durchschimmernde Schleimretentionszysten bei Schleimansammlung in der Kieferhöhle und sonst unauffälliger Schleimhaut

2 Linke Kieferhöhle. Solitärer Kieferhöhlenpolyp mit Schleimretentionszyste in seiner Wand

3 Linke Kieferhöhle. Wand einer großen cholesterinhaltigen Zyste, zarte Gefäßzeichnung der Zystenwand

4 Rechte Kieferhöhle. Solitärer, zystisch degenerierter Polyp von wechselnder Wanddicke

5 Rechte Kieferhöhle. Isolierter, winziger Polyp, der das Ostium maxillare weitestgehend verlegt (ausgehend vom Ostiumschwellkörper?)

6 Rechte Kieferhöhle. Zystisch degenerierter Polyp bei Polyposis rechts oben im Bild

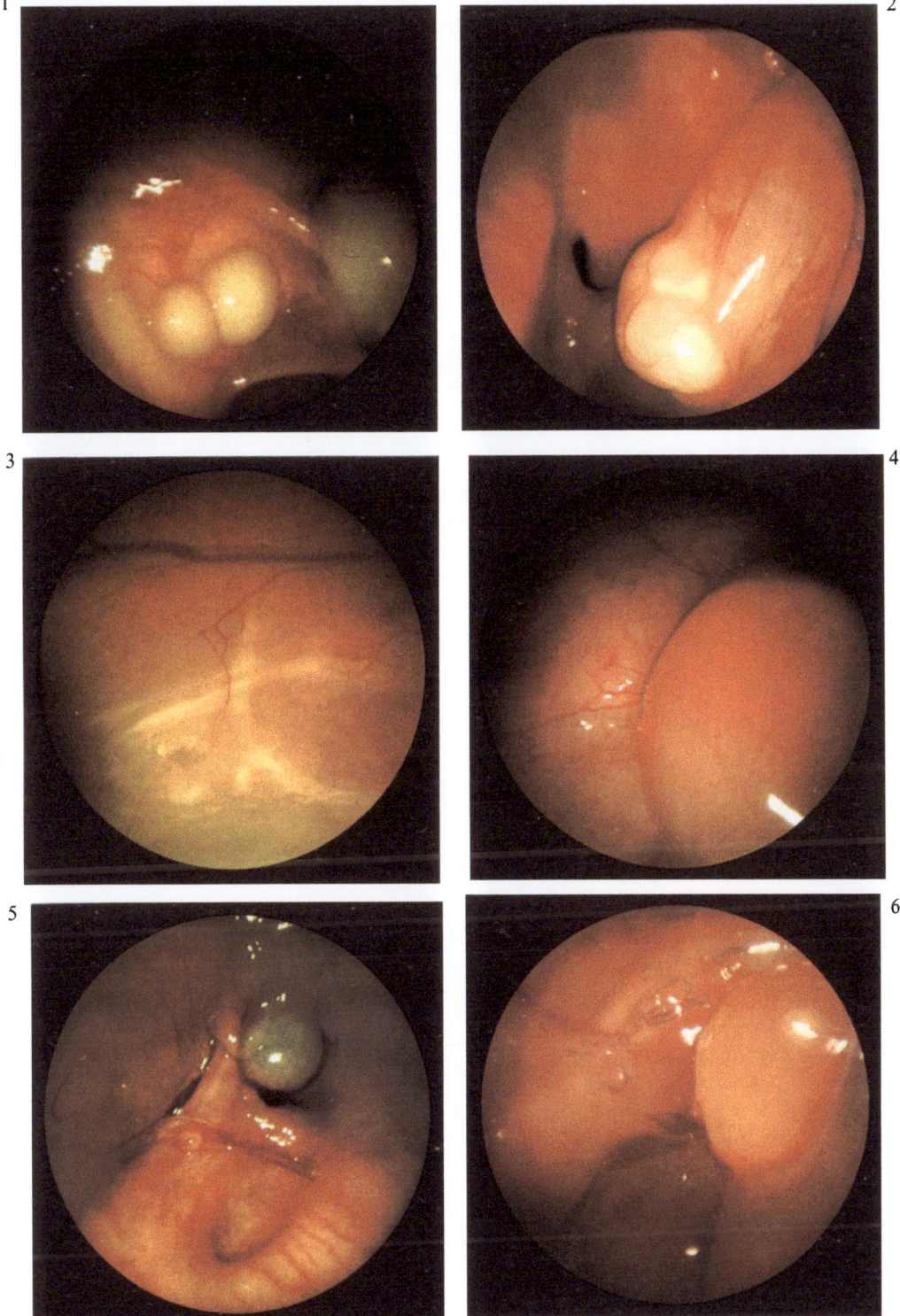

Tafel VII/1 und 2. Dentogene Kieferhöhlenerkrankungen

1a Okzipito-dentale Nasennebenhöhlenübersichtsaufnahme: in die linke Kieferhöhle verlagerter Zahn

1b Ausgeprägte Vorwölbung und Ausdünnung der linken medialen Kieferhöhlenwand durch einen Retentionszahn

2a Okzipito-dentale Nasennebenhöhlenübersichtsaufnahme: zystische Verschattung linke Kieferhöhle mit zartem, kalkdichtem Randsaum

2b Linke Kieferhöhle. Knöchern begrenzte, dentogene Kieferhöhlenzyste

2c Linke Kieferhöhle. Dentogene Kieferhöhlenzyste endoskopisch teilweise eröffnet und abgetragen

2d Skizze von 2c. *1* akzessorische Ostien; *2* Gefäße; *3* eröffnete Zyste mit Knochenwand

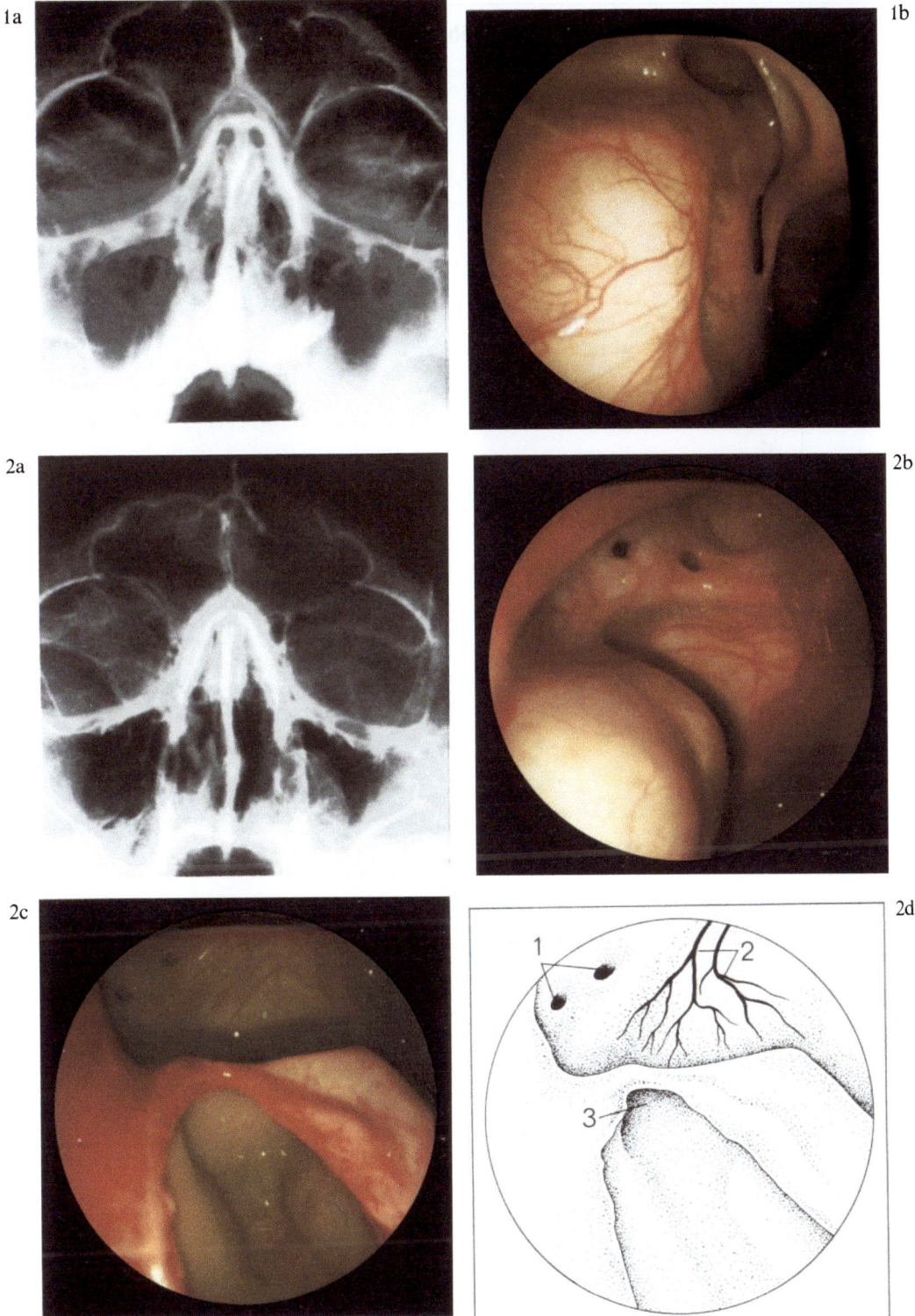

Tafel VIII/1 und 2. Dentogene Kieferhöhlenerkrankungen (Fortsetzung)

1a Okzipito-dentale Nasennebenhöhlenübersichtsaufnahme: Zahnwurzelrest in der linken Kieferhöhle

1b Linke Kieferhöhle. Zahnwurzelrest (endoskopisch entfernt)

2a Linke Kieferhöhle. Umschriebene basale Polyposis bei Alveolarkammfistel. In die Fistel vom Mundvorhof eingeschobene Sonde

2b Skizze zu 2a. *1* Sonde; *2* Polypen

Tafel VIII/3. Endoskopische Befunde bei Kieferhöhlentumoren

3a Okzipito-dentale Nasennebenhöhlenübersichtsaufnahme: unklare Verschattung der linken Kieferhöhle

3b Linke Kieferhöhle. Unregelmäßig begrenztes Osteom

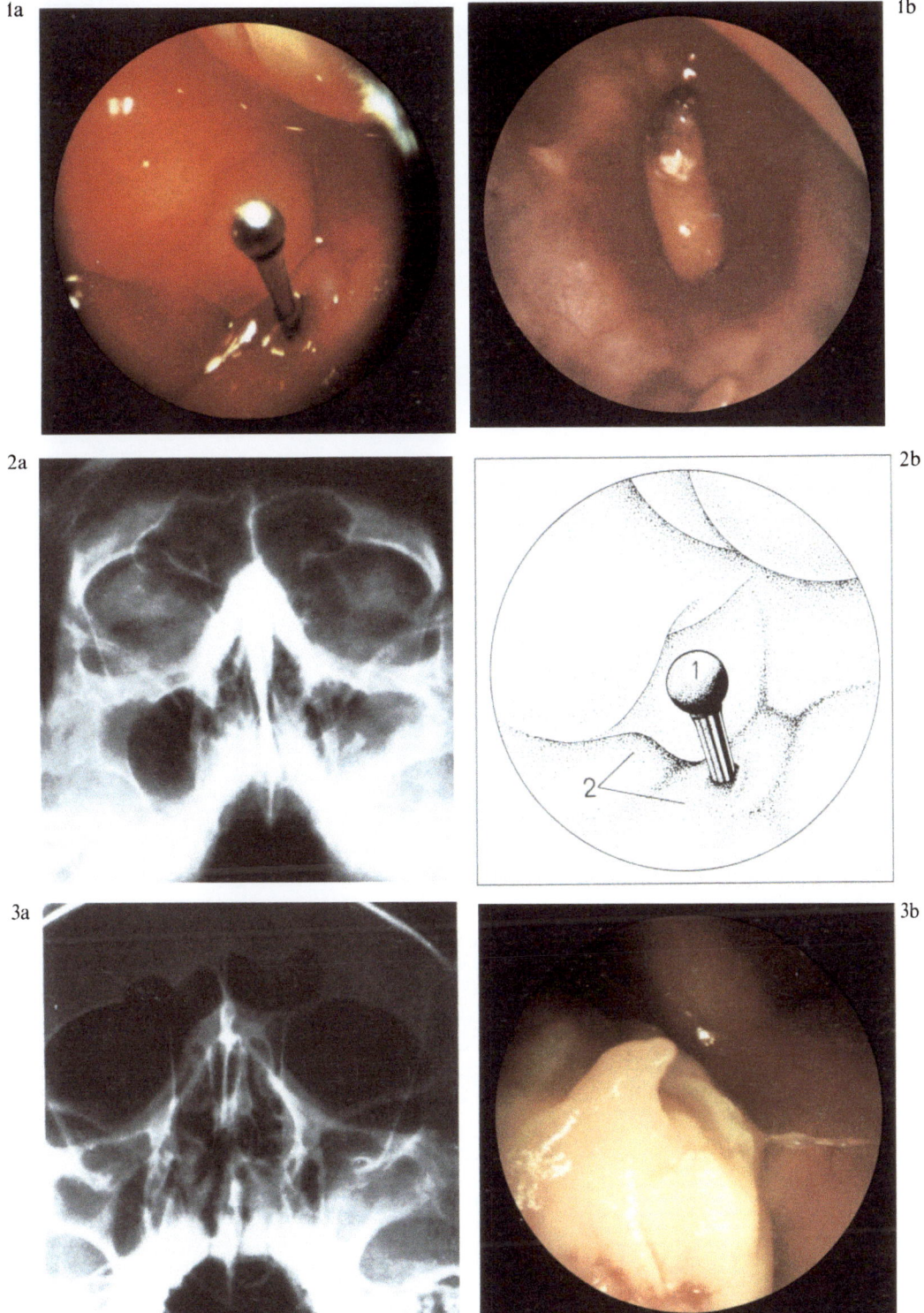

Tafel IX/1–4. Endoskopische Befunde bei Kieferhöhlentumoren (Fortsetzung)

1 Retikulosarkom linke Kieferhöhle

2 Linke Kieferhöhle. Durchbruch eines Nasopharynxsarkoms

3 Linke Kieferhöhle. Adenoid-zystisches Karzinom

4 Rechte Kieferhöhle. Plattenepithelkarzinom

Tafel IX/5 und 6. Endoskopische Befunde bei Zustand nach Kieferhöhlenoperation

5 Linke Kieferhöhle vom unteren Nasengang. Große Öffnung zwischen Nase und Kieferhöhle, in der Tiefe reizlose Kieferhöhlenschleimhaut

6 Linke Kieferhöhle vom unteren Nasengang. Relativ kleiner Zugang zur Kieferhöhle, der durch Polyposis verlegt ist

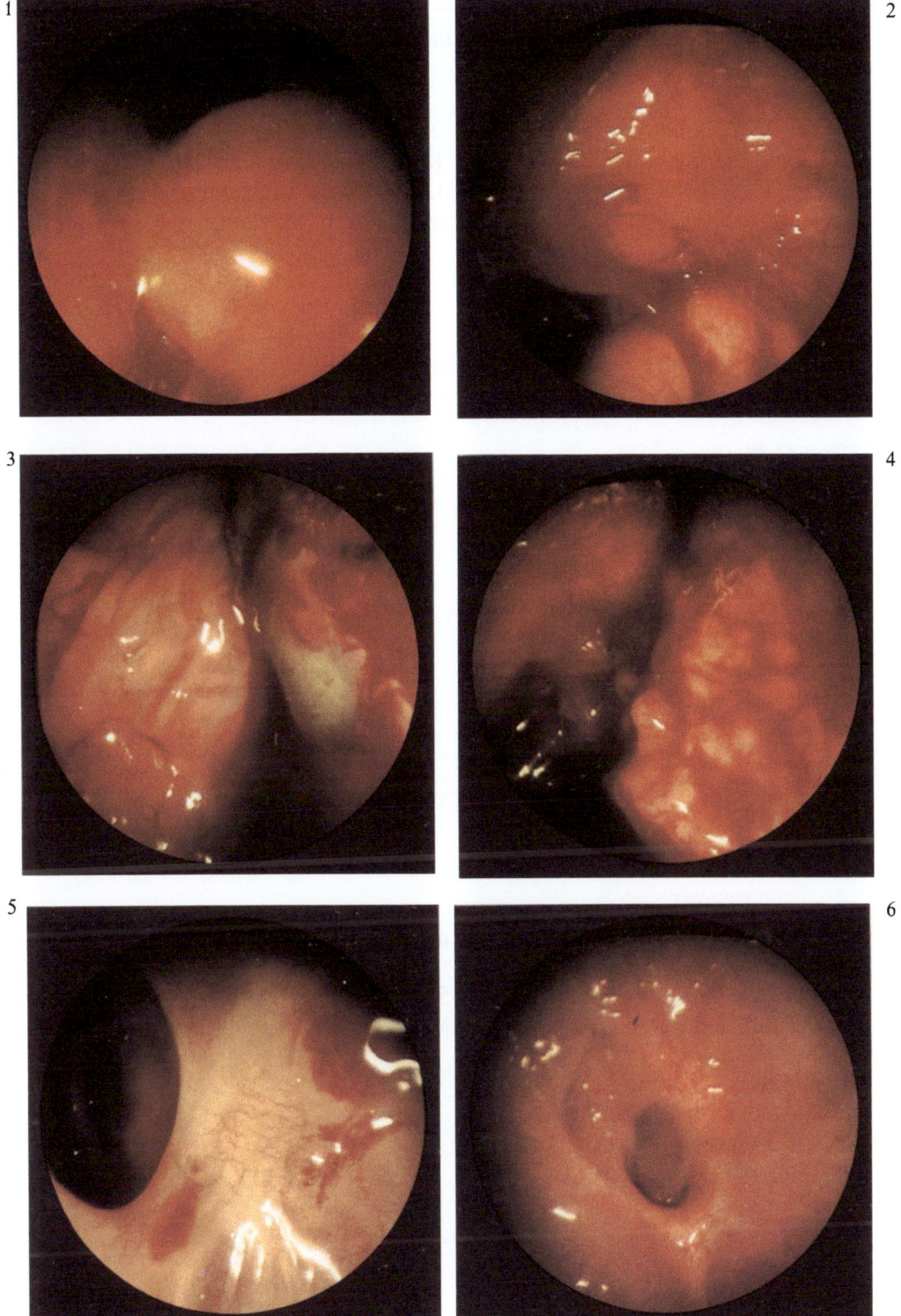

Tafel X/1 und 2. Endoskopische Befunde bei Zustand nach Kieferhöhlenoperation (Fortsetzung)

1 Rechte Kieferhöhle vom unteren Nasengang. Narbig verschlossener Zugang zur Kieferhöhle

2 Rechte Kieferhöhle. Zustand nach Kieferhöhlenoperation vor 6 Wochen. Überweisung wegen Verdachts auf Tumor. Corpus alienum

Tafel X/3. Endoskopischer Befund bei Orbitabodenfraktur

3 Zustand nach Orbitabodenfraktur vor drei Jahren (linke Kieferhöhle). Durch atypische frakturbedingte Vorsprünge stark eingeengte Kieferhöhle mit reizloser Schleimhaut

Tafel X/4 und 5. Endoskopische Befunde der Stirnhöhle

4a Endoskopie linke Stirnhöhle. Reizlose Schleimhaut im Recessus supraorbitalis

5 Endoskopie linke Stirnhöhle. Mäßig ausgeprägte diffuse Polyposis

4b Endoskopie linke Stirnhöhle. Lokalisierte Polyposis um den Ausführungsgang (der gleiche Patient wie bei der Abb. 4a)

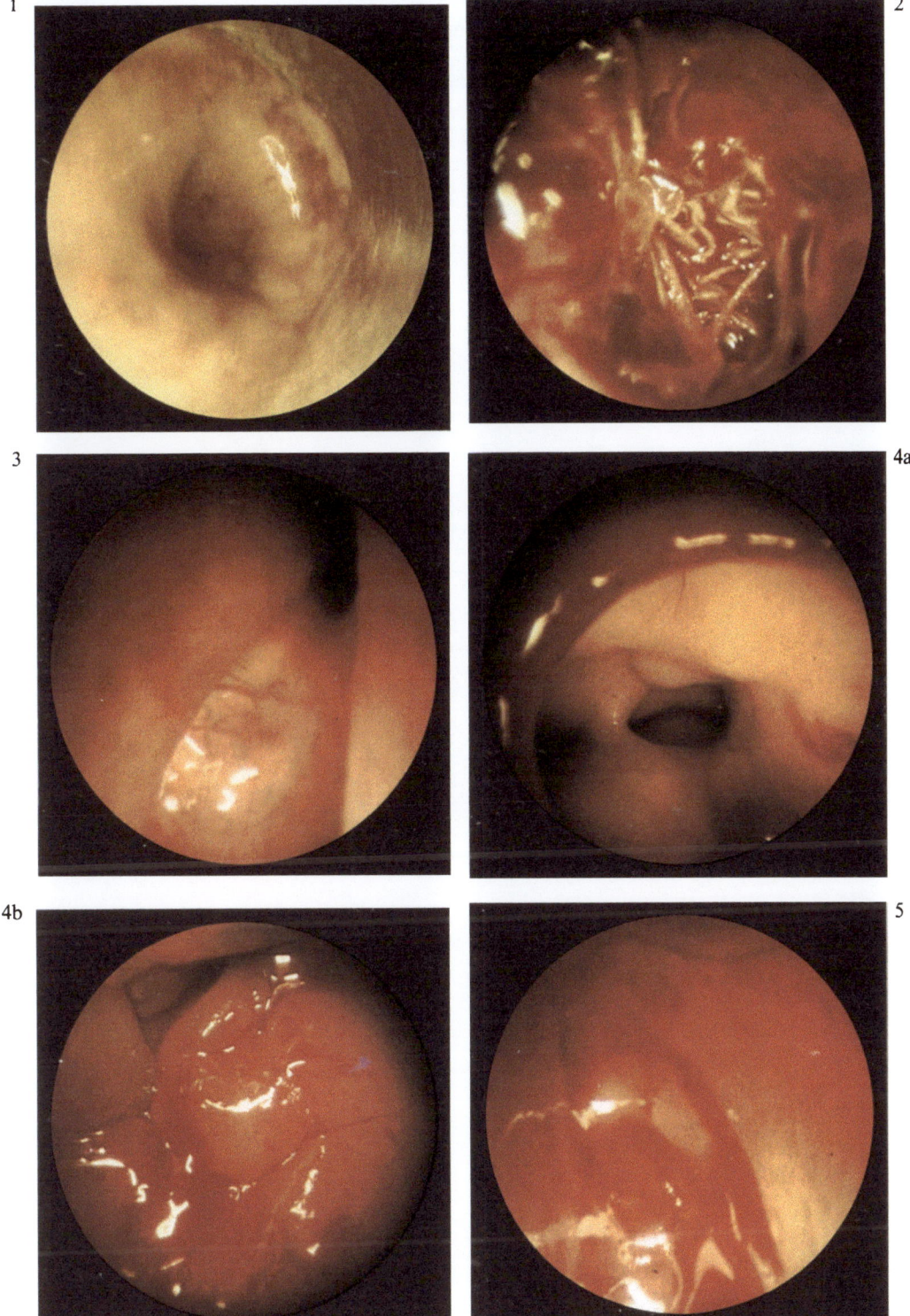

Tafel XI/1–5. Endoskopische Befunde der Keilbeinhöhle

1 Rechte Keilbeinhöhle. Reizlose Keilbeinhöhlenschleimhaut mit Recessus bei einem Patienten mit ausgedehntem primären Cholesteatom der mittleren Schädelgrube und röntgenologisch unklarem Befund der Keilbeinhöhle

2 Linke Keilbeinhöhle. Mäßige polypöse, reaktive Schleimhautschwellung bei histologisch gesichertem Nasopharynxkarzinom

3 Linke Keilbeinhöhle. Arachnoidalzotten bei Zustand nach frontobasaler Verletzung mit Liquorfistel

4 Rechte Keilbeinhöhe. Zustand nach Duraplastik bei frontobasaler Verletzung. Oben in Bildmitte die von reizloser Schleimhaut überzogene Duraplastik

5a Schädel seitlich. Erweiterung der Sella mit Destruktion der Keilbeinhöhlenhinterwand (Verdacht auf Hypophysentumor)*

5b Linke Keilbeinhöhle (Pat. Abb. 5a). Pulsierende, unregelmäßig begrenzte tumoröse Vorwölbung (histologisch: chromophobes Adenom)

---

* Diese Aufnahme wurde uns freundlicherweise von Herrn Prof. Dr. S. Wende, Neuroradiologische Abteilung der Neurochirurgischen Klinik (Prof. Dr. Dr. K. Schürmann) zur Verfügung gestellt.

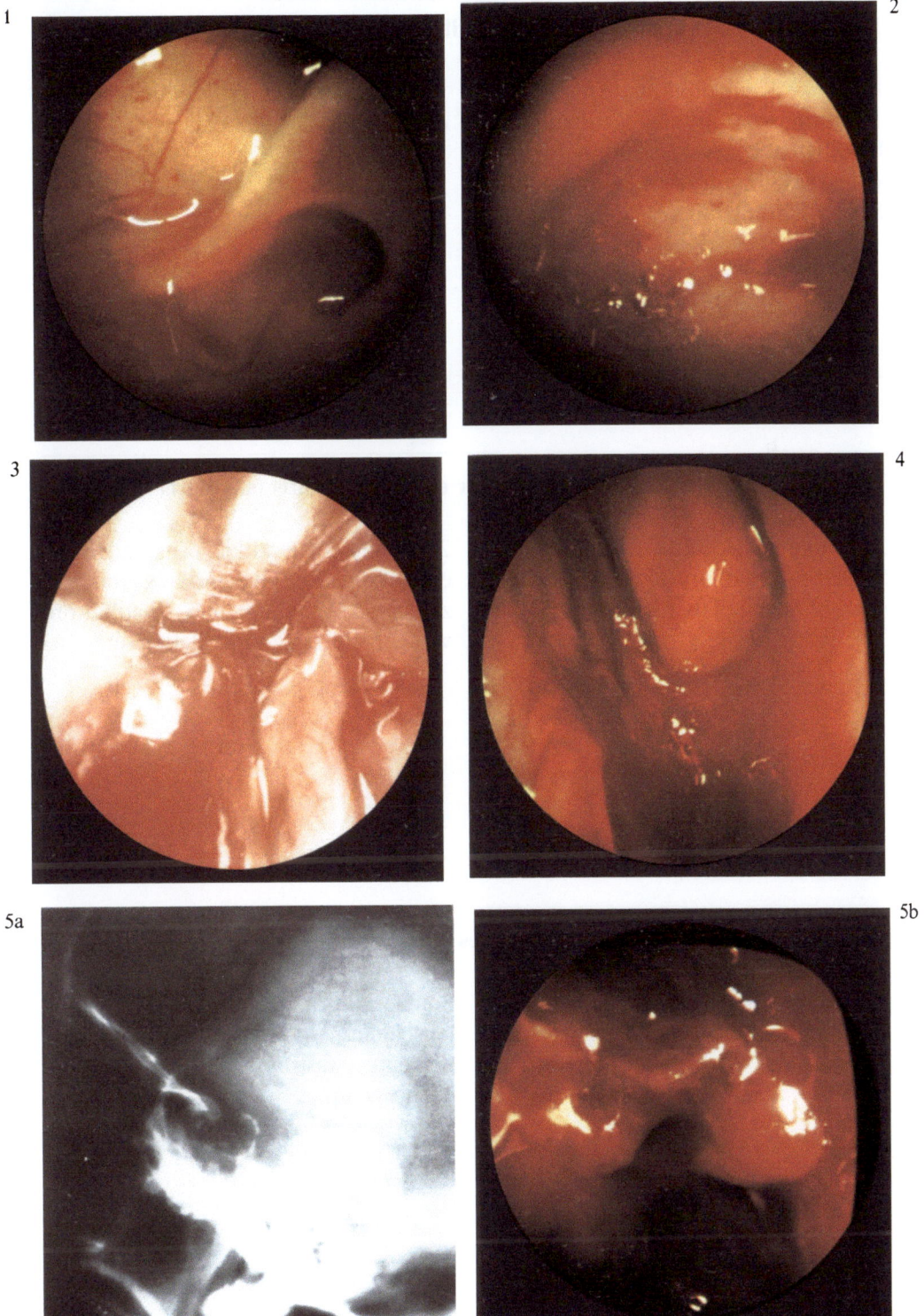

Tafel XII/1. Endoskopische Befunde Keilbeinhöhle

1a Linke Keilbeinhöhle. Ausgedehnte Tumormassen in der Keilbeinhöhle. Undifferenziertes Karzinom. Einziges klinisches Symptom: schmerzloser Exophthalmus links

1b Skizze zu 1a. *1* Keilbeinhöhlendach (Blut); *2* Tumormassen

Tafel XII/2. Endoskopische Therapie der eitrigen Sinusitis maxillaris

2a Linke Kieferhöhle. Eitrig-polypöse Sinusitis maxillaris links, Zustand nach blinder Spülbehandlung. Kaudal Terracortrilreste

2b Linke Kieferhöhle. Zustand nach endoskopischer Behandlung mit gezielter Absaugung und Instillation, weitgehend reizlose Schleimhaut

Tafel XII/3. Endoskopische Therapie des Mukosinus

3a Rechte Kieferhöhle. Zähe Schleimansammlung in der Kieferhöhle. Trübung des Schleims durch Detritus

3b Geringgradig verdickte Kieferhöhlenschleimhaut nach Absaugung des Schleims. Ostium maxillare ausreichend geöffnet

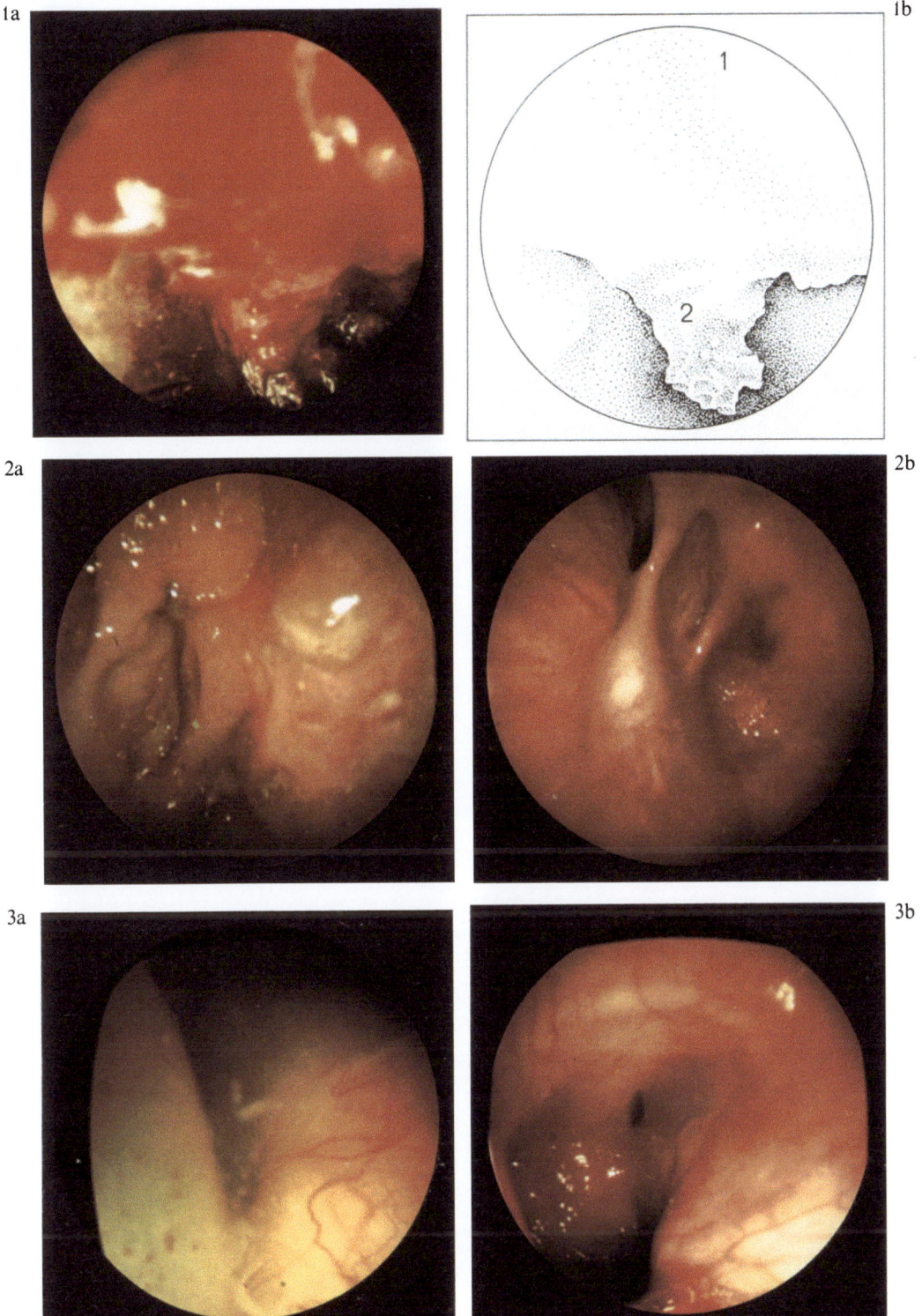

Tafel XIII/1–3. Die Abtragung solitärer Zysten im endoskopischen Bild

1a Linke Kieferhöhle. Gekammerte, dünnwandige Zyste

1b Linke Kieferhöhle. Optische Biopsiezange in Aktion

2a Rechte Kieferhöhle. Zustand nach blinder Punktion, kollabierte Zystenwand im Ostium maxillare

2b Zustand nach vollständiger endoskopischer Abtragung der Zyste. Ostium maxillare weit offen

3a Linke Kieferhöhle. Relativ große, solitäre, dickwandige Schleimeiterzyste

3b Linke Kieferhöhle. Weitgehend reizlose Kieferhöhlenschleimhaut nach vollständiger Abtragung der Zyste. Ostium maxillare sichtbar

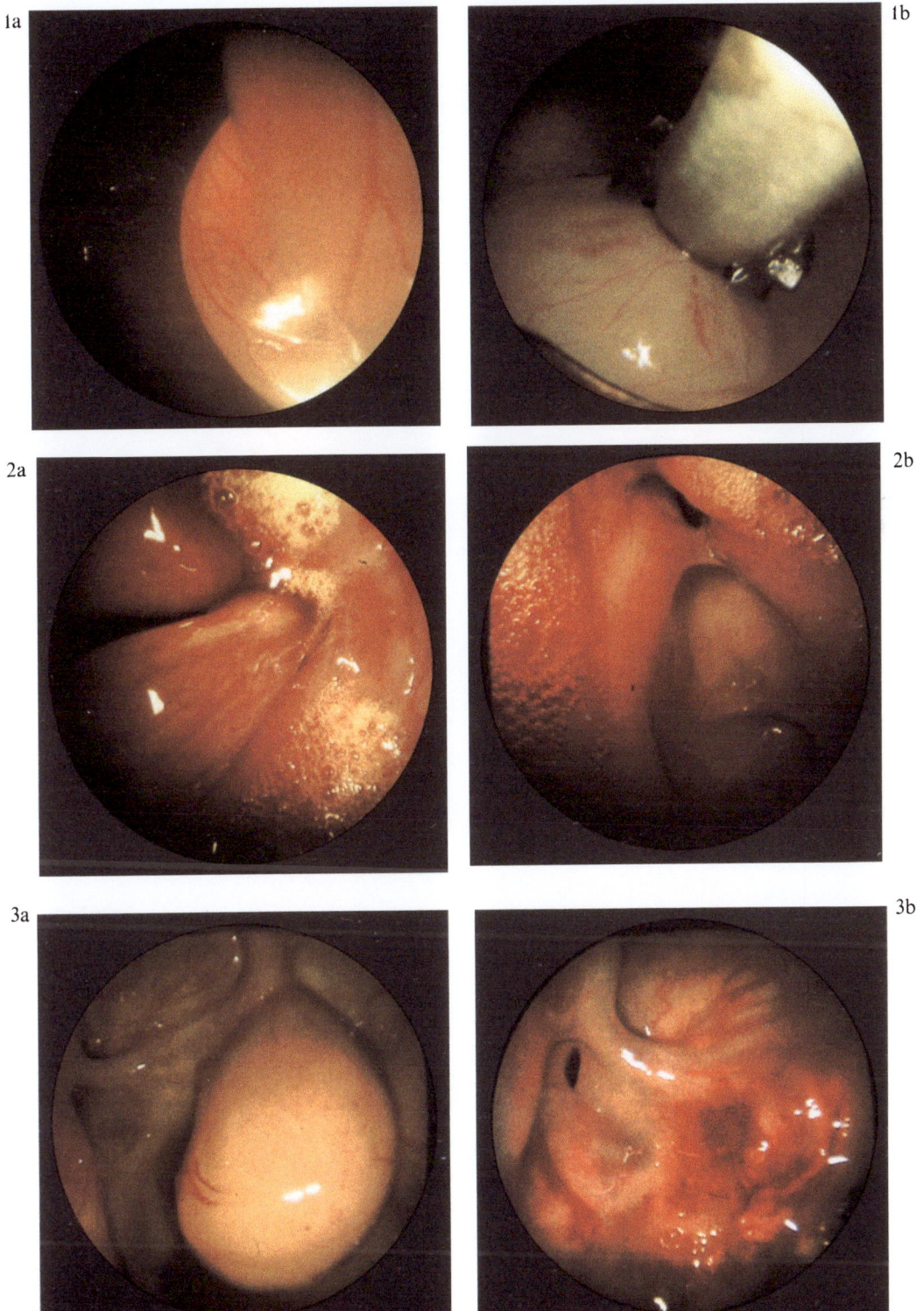

Autorenverzeichnis

Aleksašin 6
Alyea 45
Amersbach 48
Avellis 35

Bauer 7
Beck 49
Bellmann 48
Bethmann 6
Birnmeyer 10
Blum 42
Boenninghaus 2, 49
Botey 5, 59
Brasche 46
Breuninger 46
Brodhage 7, 45
Bruk 45
Buiter 8, 13, 25
Burnham 28

Caldwell 5, 47
Caliceti 45
Charsak 6
Christensen 6
Claoué 46
Conley 45

Davison 45
Debbert 48
Denker 47
Dennis 5
Despons 46
Dishoeck 29
Dickson 27
Dmochowsky 36, 37
Deyen 45
Draf 6, 8—10, 13, 25, 26, 35, 49, 58

Eckel 46, 47
Eckert-Möbius 36, 47
Ehrler 45
Eickhoff 34

Faier 45
Finck 36
Fine 45
Fior 45

Flemming 48
Flottes 28, 30
Forman 45

Gastpar 46
Grünberg 8, 13, 25, 46
Grünwald 27, 29, 32, 33, 44
Guillerm 30

Hahn 6
Hajek 29, 39, 40, 42, 45, 47
Halle 41
Hally 7
Heckenast 47
Hellmich 8, 9, 13, 17, 25, 55
Herberhold 8, 9, 12, 13, 17, 25, 55
Herrmann, A. 45, 46
Herrmann, P. 48
Heryng 45
Hilding 30
Hilgenstöhler 48
Hirschmann 4, 5, 25
Hohlbrugger 45
Hünermann 45
Hütten 8

Illum 8, 13, 26
Imhofer 5
Ishikura 35

Jansen 48, 54
Jimenez-Queseda 6
Jung 26

Kawakubo 7
Kley 35
Kreidler 39
Kreijci 45
Kümmel 49
Kuhnt 49

Legler 47
Lehnhardt 36, 37
Link 47
Linton 29
Lothrop 46
Lüdecke 6, 25

Macbeth 47
McGregor 36, 37
Maltz 5
Manasse 35
Marx 29, 45, 48
Matzker 29
Messerklinger 8, 12, 13, 26, 29, 34, 40
Mikulicz 46
Mitschke 45
Mounier-Kuhn 46
Müller-Schelken 47
Myersen 28

Nagel 48
Naumann 29—31, 34, 46
Nehls 6
Nitze 6
Nühsmann 36, 37, 45

Okuda 47
Onodi 27, 29, 33, 39
Osawa 35

Petersen 45
Portmann 5, 59
Prietzel 47
Proetz 29, 30, 46
Prott 28, 29, 32

Rauch 45
Reddingius 48
Reichert 4
v. Riccabona 6, 7
Rieder 45
Ritter 48, 54
Rosemann 7

Sargnon 5, 15
Schmidseder 9, 47
Schnurbusch 45, 46
Schobel 45
Schüle 45
Seela 9
Silcox 45
Slobdnik 5

Spielberg   5
Störck   44
Sturmann   47
Swik   45

Takahashi   47
Teichert   45, 46
Terrier   8, 13, 26
Timm   7

Uffenorde   34
Unterberger   47
Utech   45

Valentin   5

Wagemann   27, 45
Watson-Williams   5
Watt-Boolsen

Wigand   47
Wodak   7
Wroblewski   30

Zange   30, 32, 47
Zarniko   5
Zeleny   46
Ziemen   48
Zöllner   41
Zuckerkandl   27, 29, 32, 33, 41

Sachverzeichnis

Kursiv gesetzte Ziffern weisen auf die Abbildungen des Bildtafelteiles hin

Adenotomie 53
Adrenalin
— Zusatz in Lokalanaesthetika 17f., 23
Alveolarkammfistel 4, *84*
— Verschluß 6
Anaesthesie
— Allgemein- 15, 24, 53
— Leitungs- 18, 23
— Lokal 17, 23f., 38
— Neurolept 20, 24
Antibiotika 1, 45, 50, 54
— Breitband 51
— Resistenz 45
Antihistaminika 1, 46
Antroskop 4f., 7
Antroskopie 6, 9
Antrum HIGHMORI 6, 27 (s. a. Kieferhöhle)
— maxillare 27 (s.a. Kieferhöhle)
Arachnoidalzotten (Keilbeinhöhle) *90*
Arteria, carotis interna
— Lagebeziehung zur Keilbeinhöhle 41
Aspergillose 35
Aspergillus 44, 50, 78

BECKsche Bohrung 23, 41, 49
Bimeatales Vorgehen 8f., 21, 55
Biopsiezange, optische 9, 15, 55, 92
— flexible 12, 15, 21, 55f., 95
— starre 15, 55, 59
— Sterilisation 15
BLAKESLY-Zange 24, 53
Blow-out-fracture s. Orbitabodenfraktur
Bulbus oculi, Bewegungseinschränkung nach Orbitabodenfraktur 39

CALDWELL-LUC-Operation s. Kieferhöhlenradikaloperation
Canalis ethmoideo-maxillaris 32, 72
— maxillaris 32f.
— maxillo-nasalis 29
— opticus, Lagebeziehung zur Keilbeinhöhle 41
Cholesteatom, primäres der mittleren Schädelgrube *90*
Crista piriformis, Resektion 47

DENKER-Operation s. Kieferhöhlenradikaloperation

Dens caninus
— Lage zur Fossa canina 18
— Par- bzw. Anaesthesie nach endoskopischen Eingriffen 48, 57
Dokumentation, photographische 3, 7
— Bedeutung 26
— Einrichtung 13, 66
Ductus fronto-nasalis 40
Dura
— -lücken nach Schädelbasisfrakturen 1
— -plastik, Zustand nach endoskop. Bild der Keilbeinhöhle *90*

Endorhinoskopie 5
Endoskop 10, 20, 49
— Lichtleiter 10
— Reinigung 20
— Sterilisierbarkeit 5
Endoskopie
— optische Geräte 10
Eosinophilie 20, 35, 53
Epipharyngoskopie 42 (s.a. Nasopharyngoskopie)
— transnasale 13
Epipharynx
— Karzinom, endoskop. Bild d. Keilbeinhöhle *90*
— Sarkom, endoskop. Bild d. Kieferhöhle *86*
Exophthalmus b. Keilbeinhöhlen-Tumor *90*

Farbbilddokumentation 25
Foramen accessorium s. Ostium maxillare accessorium
— supraorbitale 24
Fossa canina 5, 8, 15f., 18, 45, 47, 50
— Lage *18*
Fremdkörperextraktion, endoskopische 5
frontobasale Verletzung
— Zustand nach 10, *90*
— mit Liquorfistel 32, *90*

Geradeausoptik 12, 14, 15, 55

Halslymphknotenmetastasen 15
Hautemphysem 17, 57
Hiatus semilunaris 27, 40
— inferior 33
Highmoroskopie 6

HOPKINS Optik 8, 10, 26
— Prinzip 11
— Reinigung 26
— Tiefenschärfe 11, 26
— Vorteile 11 f.
Hypophyse, chromophobes Adenom 90
Hypophysenoperation, transsphenoidale 1
— Tumor 90

Instillationsbehandlung 43, 45f., 50f., 52, 53
— Präparate 46, 51
— — Vehikel 46 f.

Kaltlicht 7, 10, 59
— Fontäne 10
Keilbeinhöhle
— Anatomie 41 f.
— Cholesteatom 90
— Karzinom 90
— Mukozele 42
— Pneumatisation 41
— Probeexzision 10, 25, 41, 58
— Spülung 25, 58
Keilbeinhöhlenendoskopie 5, 9
— Befunde 90
— Gefahr für den Visus 58
— Indikation 10, 25, 42
— Komplikationen 25, 42, 57 f.
— Zugangsweg 24 f.
Keilbeinhöhlenerkrankung
— Röntgendiagnostik
— Symptomatik 42, 90
Keilbeinhöhlenvorderwand
— Infiltration 25
Kieferhöhle
— Abstrich 51
— Anatomie 27 f.
— Aspergillose 35, 44, 50, 78
— Cholesterinhydrops 35
— Dauerspülbehandlung 7
— Dentogene Erkrankung 37
— Drainage 44, 50f., 52, 57
— Empyem 44, 47
— Focus 36, 43, 54, 56
— Fraktur 38 f.
— Fremdkörper 5, 86
— Gezielte Probeexzision unter Sicht 8 f., 21
— Instillationsbehandlung 45 f., 50 f., 53
— Karzinom 35
— — adenoid-zystisches 86
— — Plattenepithel- 86
— Liquorsinus 32
— Lokalanaesthesie 17 f.
— Mucosinus 35, 53, 54, 77
— ostiomeatale Einheit 30
— Polyp 36f., 76, 80
— Polyposis 35, 37, 76, 77, 80, 84, 86
— Probeexzision 7
— Probepunktion 18f., 43 f.

— Probespülung (s.a. Kieferhöhlenspülung)
— Pseudomonas-aeruginosa-Besiedlung 44
— Röntgendiagnostik 6, 43, 50, 53, 54, 56
— Retikulosarkom 86
— Retentionszahn 82
— Schleimhautverhältnisse 21
— transnasale Eröffnung 46
— Trokarpunktion 7, 17
— Variationsbreite 27
— Verschattung 39, 56, 82, 84
— Zahnwurzelrest 84
Kieferhöhlenendoskopie 2, 3, 5, 6, 56, 60
— Anaesthesie 15, 17f., 38, 53
— Befund der normalen Kieferhöhle 72—74
— Befund nach endoskopischer Therapie 92
— Blutung 20, 57
— Diagnostische Bedeutung 2, 43
— Indikation 4, 38, 39
— Instrumentarium 13 f.
— Komplikationen 16f., 20, 57
— Knochensequester 15
— Lagerung des Patienten 19, 51
— operative Technik 15 f., 56 f.
— Optik 12
— Schleimhautwunde 22
— Therapeutische Möglichkeiten 44
— Zugangsweg 5
— — Alveolarkamm 6
— — faziale Wand 5
— — Fossa canina 6, 15f., 18, 38, 50
— — im Kindesalter 53
— — unterer Nasengang 5ff., 16, 19
Kieferhöhlenentzündung, s. Sinusitis maxillaris
Kieferhöhlenerkrankungen, dentogene 37, 82
Kieferhöhlenfensterung 43, 47, 49, 53f., 57
— endonasale 17, 51, 53
Kieferhöhlennachoperation 38, 48
— Indikation 38
Kieferhöhlenoperation 46 f.
— endonasale 5, 46 f.
— Indikation 46
— Zustand nach, endoskopischer Befund 86
Kieferhöhlenradikaloperation 6, 9, 43, 47, 49, 51f., 56, 59
— Ergebnisse 48
— Indikation 7, 47, 50, 56
— Operationsfolgen 48
— Zahnschädigung 47 f.
Kieferhöhlenspülung 18, 51
— blinde 44, 50, 78
— Ergebnisse 52
— Komplikationen 45
— — Zustand nach 92
— scharfe 44 f.
— stumpfe 44 f.
Kieferhöhlenzysten 39, 92, 94
— cholesterinhaltige 80
— dentogene 35, 37, 82
— echte 36

— endoskopische Abtragung 50, 54 ff.
— — Indikation 54
— — Vorgehen 54 f.
— — Zustand nach *94*
— folliculäre 35
— Pseudo- 36
— radikuläre 35
— Rezidive 55
— Schleimhaut 35
— — Retentions 36 f., *80*
Kinderbronchoskopie 9, 15
Kortikosteroide 1, 46, 52
Kortikosteroide 1, 46, 52
KÜMMEL-BECKsche Bohrung, s. BECKsche Bohrung
Kunststoffverweilkatheter 7, 45

Lichtleiter, flexibler 10
Liquorfistel 32, 57, *90*
Liquorsinus 32
Luftembolie 45, 57

Mikrobiologische Untersuchung, Kieferhöhle 20, 44
Mukozele 50, 53
— Keilbeinhöhle 68
Mucosinus 35, 53, 77
— Behandlung 50, 53

Nasenendoskopie 8, 21
— Optik 12
Nasennebenhöhlenendoskopie 29, 54
— Diagnostische Bedeutung 2, 49, 59
— Entwicklung 4
— Indikationen 10
— Optiken 12
— Therapeutische Möglichkeiten 3, 43 f., 49
Nasennebenhöhlenerkrankungen, entzündliche 1, 35, 43, 49
— Diagnostik 49
— Endoskopische Therapie 43
— Indikation zur operativen Therapie 43
— Instillationsbehandlung 43
Nasennebenhöhlen, intersinöse Verbindungen 28 f., 32
Nasennebenhöhlenschleimhaut, Sekrettransport 8, 29
Nasennebenhöhlenübersichtsaufnahme, okzipito-dentale 23, 41, *82*
Nasenschleimhaut 16, *84*
Nasentropfen, abschwellende 50 ff., 85
Nasopharynx, s. Epipharynx
Nervus infraorbitalis 48
— Leitungsanaesthesie 18
Nervus opticus
— Gefährdung durch Keilbeinhöhlenendoskopie 58
Nervus supraorbitalis
— Leitungsanaesthesie 23
— Paraesthesie nach Endoskopie 57

Oesophagoskopie 15
Optik 12 f.
— Beschlagen 13
— mit Luftlinsensystem s. HOPKINS-Optik
— Sterilisation 13
Orbitabodenfraktur, endoskopischer Befund bei Zustand nach *88*
Ostiomeatale Einheit, s. Kieferhöhle
Ostium frontale 23, 40
— Durchgängigkeit 52
— Lage 40
— Variabilität 40
Ostium maxillare 4, 16, 21, 29, 57, 72, 74, 80, 84, *94*
— accessorium 28 f., 32, 72
— Anatomie 27 f.
— Durchgängigkeit 21, 50 f., 55 f.
— Form 33
— gedoppeltes 32 f., *72*
— Schleimhautfalten *33* f., *72*
— Schwellgewebe 32, 74, *80*
— Spülung 51, 53
— Variabilität 32 f.
Ostium sphenoidale 42
— Lage 42

Paukendrainage 54
Pleurabiopsie 15
Plica maxillaris 33
Polyp 36 f., 54, *80*
— zystisch degenerierter 36 f., *78*, *80*
Polyposis 35, 37, 76, 77, *80*, *84*, *86*, *88*
Primärtumorsuche bei Halslymphknotenmetastasen 15
Probeexzisionszange 8
— flexible 6
Pseudomonas aeruginosa 44
Pulpa
— Anaesthesie nach rad. KH-Operation 48
— Hypaesthesie nach rad. KH-Operation 48
— Neurose 48

Rachenmandelhypertrophie 46
Radikaloperation, s. Kieferhöhle, Stirnhöhle
Recessus alveolaris 37
Rhinopathia vasomotoria 54, 76
Röntgenbefund der Nasennebenhöhlen
— Aussagekraft, Vergleich zur Endoskopie 59

Salpingoskop 6
Salpingoskopie 5
Schleimhautzystenbildung, solitäre 36
Sella turcica
— Lagebeziehung zur Keilbeinhöhle 41
Septum interfrontale 39
Septum nasi 25
Septum sphenoidale 41
Seromucotympanon 54

101

Sinusitis
— caseosa 35, 44, 51, 78
— chronische 29
— — Ursachen 29
— eitrige 52
Sinusitis frontalis 40 f.
Sinusitis maxillaris
— acuta 34, 76
— — trockene 7
Sinusitis maxillaris chronica 4, 7, 32, 34, 44 f., 47, 78
— eitrig-ödematöse Mischform 34, 78
— katarrhalische 34
— ödematöse 36, 76
— purulenta 43 f., 50 f., 78
— — endoskopischer Befund 92
— — endoskopische Beurteilung 50
— — endoskopische Kriterien 35
— — im Kindesalter 52 f.
— — Ursachen 29
Sinusitis maxillaris polyposa 48, 78, 92
Sinusitis maxillaris subacuta 76
— seröse 77
Sinuskopie 5
— Optiken 12
— routinemäßige Indikation 8
Sinusopharyngoskopie 5
Spülung, blinde 43, 52, s. Kieferhöhle, Keilbeinhöhle, Stirnhöhle
Stirnhöhle
— Anatomie 39 f.
— Abstrich 52
— Drainage 52
— — Behinderung 40
— Empyem 41
— Instillationsbehandlung 52
— Drainage mit Kunststoffröhrchen 52
— — Wundversorgung 52
— Mukozele 54
— Pneumatisationsgrad 39
— Polyposis 88
— Probeexzision 23
— Spülung 52
— Variabilität 39
— Zysten 55
— — endoskopische Abtragung 55
— — Indikation zur 55
Stirnhöhlenaufnahme, seitliche 23, 41
Stirnhöhlenendoskopie 9, 54
— Anaesthesie 23

— Befunde 88
— Indikation 49
— Instrumentarium 13 ff.
— Komplikationen 57
— Technik 23
— Zugangsweg 23, 39
Stirnhöhlenradikaloperation 49, 52
— RITTER-KANSEN 48 f., 54
Stirnhöhlentrepanation 52
— KUHNT 49

Therapie, antibiotische 1, 44 f.
Therapie, endoskopische 44, 49, 51 f.
— Anwendungsbereich 49 f.
— im Kindesalter, Technik 52 f.
— Indikation 50
— Vorgehen 50 f.
— Zustand nach 92
— Zystenabtragung 54 f.
Therapie, zytostatische bei Kieferhöhlentumor 8
Tracheobronchoskopie 15
Trokar 5, 13, 22, 42, 53 ff.
— überlanger 14
Trokarpunktion, s. Kieferhöhle
Tubenbelüftung, Funktion 5
Tumorverdacht, Keilbeinhöhle 10

Verbindungen, intersinöse 28 f., 32
Visusverlust nach Keilbeinhöhlenoperation 58

Winkeloptik
— Anwendungsbereich 12
— 30°, 8, 12 f., 15, 23, 25, 55
— 70°, 8, 12, 25, 55
Wurzelbehandlung 56
Wurzelreste 56

Zahn
— Anlagen 17, 47
— — Gefährdung 53
— Keim 37
— Wurzeln 27
Zyste, cholesterinhaltige 80
— echte 36 f., 54
— endoskopische Abtragung 50, 54 f.
— falsche 54
— mesotheliale 36 f.
— Schleimhautretentions-, 36 f., 80
Zytologische Untersuchung d. Kieferhöhle 20
Zystoskop 4, 9

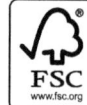

MIX
Papier aus verantwortungsvollen Quellen
Paper from responsible sources
FSC® C105338

If you have any concerns about our products,
you can contact us on
ProductSafety@springernature.com

In case Publisher is established outside the EU,
the EU authorized representative is:
**Springer Nature Customer Service Center GmbH
Europaplatz 3, 69115 Heidelberg, Germany**

Printed by Libri Plureos GmbH
in Hamburg, Germany